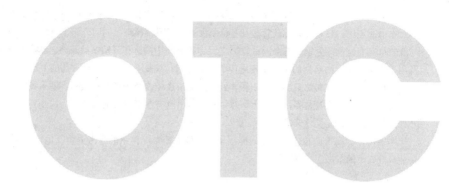

U0286272

# 国外非处方药专论制度研究

Research on OTC Monograph System
in Selected Foreign Countries

主　编　邱华伟

主　审　白慧良

副主编　茅宁莹　王　亮　汪　鳌

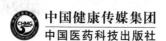

中国健康传媒集团

中国医药科技出版社

## 内 容 提 要

本书是一部关于国外 OTC 药品监管制度的参考读本，尤其重点介绍了 OTC 药品专论制度及实践。本书对美国、日本非处方药管理及专论制度进行了系统梳理，同时介绍了欧盟的草药监管体系与欧盟草药专论；并分别从三个国家 OTC 药品专论制度中摘选感冒镇咳类药物、解热镇痛类药物以及用于胃肠系统类的药物的专论制度进行了详细介绍；本书还对我国非处方药的上市途径进行了介绍，并从当前亟待完善之处出发，阐释非处方药上市途径改革的意义；最后，基于我国国情，在分析国内外非处方药专论体系的基础上，总结和提炼出具有参考意义的经验，为构建具有中国特色的非处方药专论体系提供政策建议。

本书可作为高等院校本科生、研究生了解非处方药专论体系的参考读物，也可作为科研人员、企业研发人员的参考工具书。

### 图书在版编目（CIP）数据

国外非处方药专论制度研究 / 邱华伟主编 . — 北京：中国医药科技出版社，2022.5

ISBN 978-7-5214-2906-0

Ⅰ . ①国… Ⅱ . ①邱… Ⅲ . ①非处方药—药品管理—研究—国外

Ⅳ . ① R926

中国版本图书馆 CIP 数据核字（2021）第 229885 号

**美术编辑** 陈君杞
**版式设计** 也 在

出版 **中国健康传媒集团** | 中国医药科技出版社
地址 北京市海淀区文慧园北路甲 22 号
邮编 100082
电话 发行：010-62227427 邮购：010-62236938
网址 www.cmstp.com
规格 710×1000mm $^1/_{16}$
印张 14 $^1/_2$
字数 212 千字
版次 2022 年 5 月第 1 版
印次 2022 年 5 月第 1 次印刷
印刷 三河市万龙印装有限公司
经销 全国各地新华书店
书号 ISBN 978-7-5214-2906-0
定价 **58.00 元**

获取新书信息、投稿、为图书纠错，请扫码联系我们。

# 编　委　会

主　编　邱华伟

主　审　白慧良

副主编　茅宁莹　王　亮　汪　鳌

编　委　王　勇　田大方　董晨东

　　　　李远恒　洪靖怡　罗　潇

　　　　徐　丹　张璐娜　付瑞枫

　　　　吴福毓　吴颖雄

# 序

将药品分为处方药（Prescription Drug)和非处方药（Over the Counter,
OTC）实行分类管理是国际通行的药品管理模式。根据我国药品监管法律
法规，非处方药是指由国务院药品监督管理部门公布的，不需要凭执业医
师或执业助理医师处方，消费者可以自行判断、购买和使用的药品。非处
方药又进一步根据安全程度分为甲类非处方药和乙类非处方药，前者安全
性相对较低，后者安全性相对较高。非处方药的包装上有椭圆形的OTC标
志，甲类为红色椭圆形底阴文，乙类为绿色椭圆形底阴文。世界卫生组织
则将非处方药定义为在无医师处方的情况下，消费者可在商店自行购买、
安全使用，并能达到预期效果的药品。

从国内外相关法律法规来看，非处方药的定义均包含了无需专业人员
开具处方、可以自行购买使用，并达到治疗效果等条件。非处方药的主要
特征就是安全、有效、价格相对便宜，可以较长时间使用。一般居民可以
自行购买，按照药品说明书可放心的使用。在工业化、城镇化、人口老龄
化、疾病谱变化、生态环境及生活方式变化等一系列因素的影响下，中国
OTC行业市场规模持续增大。随着人们自我健康意识的增加、人口老龄化
加快到来以及慢性病年轻化的趋势，越来越多的消费者更希望通过自我保
健和合理用药的方式保持自身健康，这无疑给非处方药市场带来了巨大的
商机，同时也在推动非处方药物注册、监管机制的改革进程。

我国实行药品分类管理制度以来，也在积极探索非处方类药品的快速
上市途径。在2007年版的《药品注册管理办法》规定了符合相应条件的，
按照非处方药审批和管理。但是实际上在审评审批时仍以处方药的要求来

执行，这很大程度上限制和减缓了非处方药产品上市的数量和速度。2020年，国家市场监督管理总局公布的《药品注册管理办法》第三十六条明确规定了可直接提出非处方药上市注册的四种情形，其与美国 OTC 药品注册上市制度中的专论途径上市、日本的 OTC 药品注册上市制度中的生产销售许可标准的相关规定有相似之处，但不尽相同。

如何借鉴欧美、日本等国家对 OTC 药品监管和上市注册制度及实施办法，结合我国国情及药品监管的法规制定一套有利于 OTC 药品健康可持续发展的监管制度就有十分重要的价值。以华润三九邱华伟先生为主的团队长期从事 OTC 药品的研发、注册及销售，具有丰富经验。他们又相对熟悉国外对 OTC 药品的监管制度，完成了《国外非处方药专论制度研究》一书，确是一部具有很高参考价值的专著，值得推荐学习。

该著作首先系统梳理美国、日本与非处方药管理相关的内容，包括管理机构及其职能、非处方药上市途径等，在此基础上介绍两国非处方药专论体系，包括专论体系的建立背景、相关法律法规、构建和修订程序以及通过专论途径上市的审评程序。另外，尽管《欧盟草药专论》的主体内容并不是 OTC 药品，但我国目前正在逐步探索完善简化有关中药上市的管理制度。因此本书亦涵盖欧盟的草药监管体系，包括草药监管的相关机构、法律法规以及草药在欧盟的上市途径，并着重介绍欧盟草药专论。其次，本研究阐述了目前我国非处方药的上市途径，分析当前存在的问题，阐释 OTC 药品上市途径改革的意义；最后，结合我国国情，在分析国内外非处方药管理制度的基础上，总结和提炼出具有参考意义的经验，为构建具有中国特色的非处方药专论体系提供具体的政策建议。

虽然本书介绍内容限于篇幅，仅是择取感冒镇咳类、解热镇痛类以及作用于胃肠道消化系统的 OTC 药品作重点介绍，举一反三，还是可以窥见 OTC 药品上市注册制度的全貌。对我国 OTC 药品监管制度所提建议尚未包括中成药内容，殊为遗憾，其实中成药本身的特点更应当是 OTC 类药品的主要内容，希冀有机会予以补充。

综上，本书是介绍国内外 OTC 类药品上市注册及监管的重要参考书，适合从事药物研发、生产、销售、监管人员阅读。

书将付梓，先睹为快，不揣简拙，呈上文为序。

中国工程院院士
天津中医药大学名誉校长
中国中医科学院名誉院长
2021 年 9 月于天津团泊湖畔

# 前　言

　　药品监管部门根据药品的安全风险将药品分为处方药和非处方药实施分类管理，是国际通行的药品管理模式。非处方药作为经长期临床使用被证实疗效确切、质量稳定、一般公众也可安全使用的药物，是我国临床治疗和预防用药的重要组成部分。一般而言，非处方药具有安全性高、使用方法简单、价格较低等特点。因此，非处方药在提高自我药疗、便捷接受有效治疗、降低就医成本等方面发挥着重要作用，对于患者和消费者具有较高的临床和经济价值。在"医药分家""处方外流"等行业大背景趋势下，伴随着我国医疗卫生体制改革的不断深化和人民健康水平的提高，我国医药卫生服务逐步由"以治病为中心"向"以人民健康为中心"转变，自我药疗的便捷性、"防未病"、降低疾病发生率的社会价值也逐步被消费者和社会广泛应用和接受，非处方药品市场发展态势良好。据统计，我国非处方药市场规模从 2016 年的 2010 亿人民币增长到 2020 年的 2360 亿人民币，年复合增长力为 3.3%，规模已占据整体医药市场的 15%。据艾昆纬（IQVIA）预测分析，我国非处方药市场规模将从 2021 年的 2482 亿人民币增长到 2025 年的 3061 亿人民币。

　　一直以来，我国不断优化非处方药上市注册管理制度，提高药品可及性。2020 年，国家市场监督管理总局发布的《药品注册管理办法》第三十六条明确了可直接提出非处方药上市注册的四种情形，为我国推进类似美国非处方药专论等快速上市注册制度实践提供了制度支持。

　　美国 OTC 专论（Monograph System）是指在销售不包含在新药申请中的 OTC 药品时应遵循的监管标准，其是基于长期以来 OTC 临床使用经验和使用效果的系统化总结。当拟上市的药品符合专论的全部要求时，即可被认为是安全有效的（Generally Recognized as Safe and Effective and Not Misbranded，GRASE）。对于拟上市的药品，若该药品符合 OTC 专论中的所有要求，就不用再进行新药申请，只需要向美国食品药品管理局（Food and Drug Administration，FDA）备案并取得药品登记号，就可以上市销售。日本将药品分为医疗用医药品（处方药）和一般用医药品（非处方药），日本厚生劳动省（Ministry of Health Labor and Welfare，MHLW）为推动非处方药品审批程序合理化和透明化，于 1970 年开始制定《一般用医药品的生产销售许可标准》（Approval Standards），涵盖各类药物界定范围及其批准标准。满足相关规定的药品不必进行临床试验，只需向省级部门提供有关规格、试验方法以及稳定性资料，药品即可批准上市。欧盟也颁布了《欧盟草药专论》（European Union Herbal Monograph，EUM）。《欧盟草药专论》是草药药品委员会（Committee for Herbal Medicinal Products，HMPC）针对草药成分或制剂等资料进行科学评价后，制定并发布的有关草药安全性与有效性的科学意见或结论。《欧盟草药专论》是欧盟官方文件，具有类指南性质，当拟上市的草药产品尝试在欧盟成员国上市时，欧盟成员国的药品审评机构可以《欧盟草药专论》为标准，符合《欧盟草药专论》的产品可以快速通过审评。

本研究首先系统梳理美国、日本与非处方药管理相关的内容，包括管理机构及其职能、非处方药上市途径等，在此基础上介绍其非处方药专论体系，包括专论体系的建立背景、相关法律法规、构建和修订程序以及通过专论途径上市的审评程序——即"专论途径"和"一般用医药品的生产销售许可标准"。本研究亦涵盖欧盟的草药监管体系，包括草药监管的相关机构、法律法规以及草药在欧盟的上市途径，并着重介绍《欧盟草药专论》。由于国外非处方药专论内容或快速注册途径的内容庞大，本研究仅摘选感冒镇咳类、解热镇痛类以及用于胃肠系统类等三个类别的药品专论目录以供参考；其次，本研究阐述了目前我国非处方药的上市途径，分析当前存在的问题，阐释非处方药上市途径改革的意义；最后，结合我国国情，在分析国内外药品分类管理制度（非处方药专论体系）的基础上，总结和提炼出具有参考意义的经验，以"共建共治共享"社会治理理念为指引，为构建具有中国特色的非处方药专论体系提供政策建议。

本书在编写过程中，参阅并引用了近年来专家学者有关药品分类管理制度的研究成果，在此致以衷心的谢意。另外，限于编者水平和时间仓促，书中不妥之处在所难免，欢迎业内同仁和广大读者提出宝贵意见，以便修订和完善。

编 者

2022 年 4 月

# 目 录

## 第一篇　美国非处方药专论

# 第二篇　日本非处方药专论

# 第三篇　欧盟草药专论

# 第四篇　我国非处方药注册管理制度的完善

第一篇

# 美国非处方药专论

# 第一章　美国非处方药注册管理机构

## 一、美国食品药品管理局

美国食品药品管理局（Food and Drug Administration，FDA）隶属于美国卫生与公众服务部（United States Department of Health and Human Services，DHHS），由美国联邦政府授权，是专门从事食品与药品管理的最高执法机关[1]，于1862年成立，是卫生与公共服务部的执行机构之一，其职责主要包括食品、药品（包括兽药）、医疗器械、食品添加剂、化妆品以及电子产品等的注册以及上市后的管理。

FDA由9个中心级组织组成[2]：①行政办公厅（Office of Operations）；②药品评估与研究中心（Center for Evaluation and Research，CDER）；③生物制品评估与研究中心（Center for Biologics Evaluation and Research）；④医疗器械与辐射产品中心（Center for Devices and Radiological Health）；⑤食品与应用营养中心（Center for Food Safety and Applied Nutrition）；⑥兽药医学中心（Center for Veterinary Medicine）；⑦烟草制品中心（Center for Tobacco Products）；⑧国家毒理学研究中心（National Center for Toxicological Research）；⑨法律法规监管事务办公室（Office of Regulatory Affairs）。上述9个中心级组织负责履行法律赋予FDA的各项职责，如药品注册审批、药品变更管理、药品的日常管理等。

---

[1]　FDA. FDA Organization Charts［EB/OL］.（2019-03-21）.［2021-06-18］. https：//www.fda.gov/about-fda/fda-organization/fda-organization-charts

[2]　FDA. FDA Organization Charts［EB/OL］.（2019-03-21）.［2021-06-18］. https：//www.fda.gov/about-fda/fda-organization/fda-organization-charts

## 二、药品评估与研究中心

FDA 下辖的药品评估与研究中心（CDER）主要负责管理非处方药和处方药，以及包括非处方药在内的人用药品审批注册工作，CDER 中主要有两个办公室负责非处方药的注册与审批工作：新药办公室负责非处方药的注册评审工作，合规办公室负责非处方药标签的合规审查工作。

下属的新药办公室（Office of New Drugs，OND）是 CDER 的最大办公处，该处负责临床研究申请（Investigational New Drug，IND）、新药注册申请（New Drug Application，NDA）及非处方药的注册评审等。OND 下属的非处方药办公室（The Office of Non-Prescription Drugs，ONPD）[①] 负责在非处方药专论和 NDA 下销售的非处方药的开发、审查和监管。ONPD 由两个审核部门组成：非处方药部门 Ⅰ（The Division of Nonprescription Drugs Ⅰ，DNPD Ⅰ）和非处方药部门 Ⅱ（The Division of Nonprescription Drugs Ⅱ，DNPD Ⅱ）。两个审核部门分别负责不同的学科的审查与监管。详细内容见表 1-1。

表 1-1　两部门的审查具体学科

| DNPD Ⅰ | DNPD Ⅱ |
| --- | --- |
| （1）麻醉、成瘾、疼痛类 | （1）抗感染类 |
| （2）皮肤科 | （2）抗病毒类 |
| （3）消化内科 | （3）心脏内科 |
| （4）神经病学 | （4）牙科 |
| （5）肺、过敏、重症监护类 | （5）糖尿病、血脂异常、肥胖 |

① FDA The Office of Non-Prescription Drugs［EB/OL］.（2021-05-06）［2021-06-18］. https：//www.fda.gov/about-fda/center-drug-evaluation-and-research-cder/office-unapproved-drugs-and-labeling-compliance

续表

| DNPD Ⅰ | DNPD Ⅱ |
|---|---|
| （6）精神病学类 | （6）眼科 |
| | （7）泌尿科、妇科、产科 |
| | （8）耳科 |

与新药办公室同级的合规办公室（Office of Compliance），其下属未经批准的药品标签合规办公室（The Office of Unapproved Drugs and Labeling Compliance，OUDLC）主要负责制定并实施与未经批准的处方药和非处方药①，以及药品注册和上市有关的监督活动、合规策略和政策，并负责评估非处方药产品的成分和标签，以确定是否符合科学和法律标准。

## 三、非处方药专家咨询委员会

除了上述专门的行政审批机构，FDA 还引入了专家咨询机制，于 1991 年成立了非处方药专家咨询委员会（The Nonprescription Drugs Advisory Committee，NDAC），专门负责非处方药的审批工作，并为 DNPD 评估非处方药的安全性和有效性提供专家支持，以及讨论非处方药转换等相关议题。该委员会由 10 名专家组成，具有投票权，均来自药学、皮肤病学、儿科、妇产科等领域；同时也包括具有利益关系但无投票权的成员，例如消费者和企业代表。在对某一专题进行研讨时，委员会可以吸收其他药物委员会中了解该专题的专家进行讨论。委员会会向 FDA 非处方药办公室提交建议报告，FDA 再根据报告对药品进行最终的审核，做出最终决定。

FDA 中有关非处方药注册与审批的部门具体如图 1-1 所示。

---

① FDA. Office of Unapproved Drugs and Labeling Compliance［EB/OL］.（2021-02-18）.［2021-06-18］. https：//www.fda.gov/about-fda/center-drug-evaluation-and-research-cder/office-unapproved-drugs-and-labeling-compliance

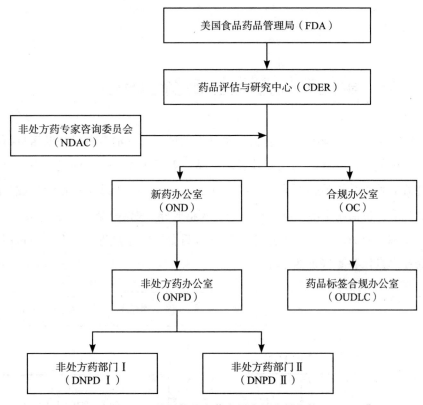

**图 1-1 美国非处方药主要审评审批机构**

# 第二章　美国非处方药上市途径概述

FDA 将非处方药定义为在无医师处方的情况下，消费者可在商店自行购买、安全使用，并能达到预期效果的药品。美国非处方药管理很大程度上是围绕着非处方药专论体系来展开的，非处方药专论是指基于药物活性成分的一般标准，包括用于治疗某一适应证的药物成分、规格、剂型、标签规定等。

美国非处方药注册上市途径主要分为两类：非处方药专论途径和新药申请途径。具体分类详见图 2-1。

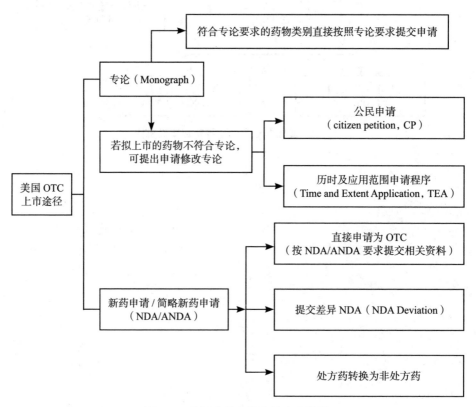

**图 2-1　美国非处方药专论上市途径**

## 一、美国非处方药专论途径

注册时，非处方药可按照是否符合专论要求分为两类：所生产的药品完全符合适用专论下的全部要求；所生产的药品不完全符合适用专论的要求，或尚未被纳入适用专论中。该类药品又可进一步细分为以下几种类型：①具有新活性成分的药品；②已有 OTC 药品改变剂型（一般剂型）；③已有 OTC 药品改变给药途径（注射剂除外）；④已有 OTC 药品从普通剂型改为缓释、控释剂型或新剂型（如分散片、咀嚼片、口含片）；⑤已有 OTC 药品改变其酸根或碱基，改变金属元素形成新的金属化合物，以及由消旋体改为光学活性体；⑥已有 OTC 药品改变辅料；⑦仿制国外已生产的 OTC 药品[①]。根据符合专论的程度可以通过不同途径上市。

根据非处方药注册分类，对于第 1 类非处方药，生产企业可以选择在非处方药专论审核系统下上市，即药品在满足专论、标签要求、GMP、药品注册及登记等相关法律后，任何制药公司仅需按照相关要求向 FDA 提供进行国家药品验证号（National Drug Code, NDC）登记的必要信息，完成登记工作后即可上市，无需经过上市前审批。

如果所生产的药品不符合非处方药专论要求，但企业仍想以专论方式上市时，可先通过公民申请书或历时及应用范围申请（Time and Extent Application, TEA）的形式对专论内容进行修订，待相关内容补充完善且药品满足新修订的专论要求时即可上市。以仿制国外已生产的 OTC 药品为例，对于美国尚未批准但在国外已作为非处方药销售多年的产品，生产企业可按照 TEA 程序要求向 FDA 递交相关数据资料，并由审评小组评估是否将其纳入现有专论或创建一个新专论。若纳入专论，则可直接按 OTC 药品申报，

---

① 刘显玉. 美国非处方药管理立法，审评程序及相关管理的研究［D］. 上海：复旦大学，2005.

否则需要通过递交 NDA 完成申报。

### 1.OTC 专论药品注册一般要求

一般来说，FDA 会统一审查用于 OTC 药品的活性成分，并最终出具一份 OTC 专论（OTC Monograph）。OTC 专论就相当于活性物质标准，对于 OTC 产品，只要其中的活性成分满足 OTC 专论的要求，就可以不经 FDA 审批直接上市。不用 FDA 审批并不意味着 OTC 药品上市没有任何合规义务，产品仍旧需要满足一定的要求，具体的要求如下。

（1）OTC 药品里的活性成分必须有现成的 OTC 专论，并且企业所用的活性成分符合 OTC 专论的要求，否则产品只能够通过 NDA 途径上市。

（2）OTC 药品的生产商或进出口商必须进行 FDA 生产厂址登记，对美国境外的企业来说，则需要委托美国境内的代理进行 FDA 厂址登记。

（3）为 OTC 药品申请一个国家药品验证号（NDC）。

（4）企业必须把将要进入美国市场的所有 OTC 药品列出清单并在 FDA 进行备份，之后此清单每年至少要在 6 月和 12 月更新 2 次。

（5）OTC 药品的标签必须符合相应的标签规定（OTC drug labeling compliance）。FDA 既不审查也不预先批准在 OTC 专论下销售的药品标识，但 FDA 对 OTC 药物的标识有标准规定，如直接容器、外包装、药品说明书等，所需要的信息包括药物事实标签（Drug Facts）。因此，OTC 药品制造商或分销商有责任遵守 FDA 发布的相关 OTC 药品标签要求。

（6）生产工厂必须满足动态药品生产管理规范（Current Good Manufacture Practices，cGMP）的要求。

### 2.OTC 专论药物注册流程[①]

OTC 专论药物注册需要企业注册、申请标签代码和产品清单三个步骤。

---

① FDA Electronic Drug Registration and Listing Instructions［EB/OL］.（2020-12-18）［2021-06-18］. https：//www.fda.gov/drugs/electronic-drug-registration-and-listing-system-edrls/electronic-drug-registration-and-listing-instructions

每个步骤都需要提交初始材料，然后定期更新以保持准确和当前状态。

（1）企业注册　在 FDA 创建并提交建立注册结构性产品标签文件（Structured Product Labeling，SPL）。包括如下内容。

①获取邓白氏编码（Data Universal Numbering System，DUNS），DUNS 号码[①]是一个独一无二的 9 位数字全球编码系统，是企业的身份识别码，被广泛应用于企业识别、商业信息的组织及整理。

②负责接收 FDA 与该机构相关通信的人员的联系信息。

③建立所执行的所有适用的业务操作。

④药物生产场所登记　OTC 药物生产、重新包装、重新贴标的或向美国进口或提供 OTC 药物的国内外机构都需要进行 FDA 药物生产场所登记。

⑤如果是国外机构，则需要提供美国代理商和所有进口商的名称和 DUNS 号码。

（2）标签代码　标签代码仅用于生成国家药品验证号（NDC）。NDC 是独一无二的 3 段号码，作为 FDA 药品的通用产品标识符。

NDC 的 3 段标识分别代表：标签持有者、产品、商业包装尺寸。第一组数字代表了标签持有者，如药物制造商、重新包装或分配的企业；第二组数字是产品的代码，用于标识特定标签上的剂量、剂型（如胶囊、片剂、液体）和药物配方。NDC 标签号码分配示例第三组数字是包装代码，代表了包装尺寸和包装类型。标签代码注册流程如下。

①创建并提交标签代码 SPL 文件，要求新的标签代码，包括所有必要的数据（如公司的名称和 DUNS 号码，负责接收 FDA 与该标签代码下的 NDC 有关的药品上市信息的联系人信息）。在这一过程中，企业需要将 NDC 标签代码字段留空。

②FDA 通过电子邮件的方式向联系人发送指定的 NDC 号。

③企业再次提交 NDC 代码，把 NDC 标签代码转换成结构化产品标签

---

① FDA Dun and Bradstreet Verification［EB/OL］.（2016–11–13）［2021–06–18］. https://www.fda.gov/drugs/electronic–drug–registration–and–listing–system–edrls/dun–and–bradstreet–verification

格式的可扩展标示语言文件（Extensible Markup Language，XML），再次提交给 FDA。

（3）产品清单　所有注册企业必须根据标签代码下列出由他们生产的用于在美国进行商业销售的所有药物。注册企业包括活性药物成分制造商（active pharmaceutical ingredient manufacturers）、其他原料药制造商（other bulk drug manufacturers）、合同制造商（contract manufacturers）、重新包装商（repackers）和重新贴标签商（relabelers）。

产品清单中需要包括：①全 10 位的 NDC 号；②专利（Proprietary Name）和非专利（Non-Proprietary Name）名称[①]；③剂量表单（Dosage form）和管理路线（route of administration）；④每种有效成分的名称及唯一成分标识符（UNII 号）代码和数量 / 剂量（适当的计量单位，如克、毫升等）；⑤每种非活性成分的名称和 UNII 号；⑥最新标识的副本，包括 SPL 提交的外包装的 .jpg 文件和每个药物产品的主要展示面板；⑦参与生产产品的每个机构的名称和 DUNS 编号。

创建产品清单流程：①为产品选择合适的 SPL 文件类型（人用处方药物、人用 OTC、批量成分等）。②填写所有必需的列表数据。③在 SPL 文件中为用于标记内容的每个部分（例如高亮显示、警告、如何提供）创建一个部分，并为每个部分输入文本。④提交。

## 二、美国 OTC 新药申请 / 简略新药申请途径

### 1. 直接申请为 OTC

如果预上市药品不符合 OTC 专论要求，不满足公认安全有效（Generally Recognized as Safe and Effective and Not Misbranded，GRASE）条件，则需递交新药申请，如：从未以处方药上市；自行创制的原料药及其制

---

[①]　如果一种药物没有专利名称，该药物的既定名称应包括在专利名称字段中。

剂（包含新活性成分）；已批准生产的 OTC 药品，想从普通剂型改为缓控释剂型或新剂型；已批准生产的 OTC 药品，想改变其酸根、碱基，改变金属元素形成新的金属化合物，以及由消旋体改为光学活性形体等。根据 NDA 途径上市的药物，需要依据《联邦食品、药品和化妆品法案》提交所需要的材料。一般来说，该过程所需要的材料与处方药的 NDA 申请所需要的材料无异。若预上市药品为仿制 OTC，则需按照简略新药申请（Abbreviated New Drug Application，ANDA）要求提交相应材料。

在美国联邦法规（Code of Federal Regulations）第 21 篇第 310 款（以下简称 21CFR§330）中，对一些特定类别的非处方药做了规定：含有某些特殊有效成分，或属于特定类别的 OTC 药品，只能通过递交 NDA 上市，且按照新药管理规定进行销售。

## 2. 提交"差异 NDA"申请

差异 NDA（NDA Deviation）申请属于新药申请的一种形式，具体而言，如果是含有尚未纳入专论的新活性成分的药品，或存在较大安全性风险的改良型药品，需要通过递交新的 NDA 进行申报，且该类药品一般仅能先以处方药身份上市，在经过多年实践证明其具有较高安全性之后，才可申请转化为非处方药；如果欲上市的非处方药在剂型、规格、适应证等方面与适用的最终专论（Final Monograph，FM）存在偏差，但同时满足除偏差部分外的全部要求，则生产企业可根据 21CFR§330.11 条款申报"差异 NDA"。此种情况下，企业不必申报完整的 NDA 资料，可以以专论作为申请基础，提交与差异有关的部分资料即可，但需要企业补充相关的临床实验来获得数据，以支持"差异 NDA"申请。

## 3. 非处方药转换

在满足消费者能够正确地自我诊断并使用药物、确保药物的安全性和有效性等条件后，处方药可以转换为非处方药（Rx to OTC Switches）。非处方药转换主要有两条途径。

（1）非处方药审查　主要是针对 1972 年前上市的药物，当时 FDA 针对所有非处方药的安全性和有效性进行审查，确认其是否符合公认的安全有效条件，该审查主要是审查药物的有效成分，也为后续的非处方药专论体系形成打下了良好的管理基础。1980 年前，处方药基本上通过专论审查途径转换为非处方药，大部分处方药的活性成分在审查后，批准转换为非处方药。该途径目前已废弃不用。

（2）提交原 NDA 的补充申请　目前，美国的处方药转换为非处方药主要是根据《联邦食品、药品与化妆品法案》第 505 条新药批准程序来实现的。与非处方药审查不同，该途径是针对单个产品的转换。药品生产需要提交原 NDA 申请的补充申请，如果剂量和适应证符合非处方药要求可以申请完全转换为非处方药（full switch）；或者在保留其处方药身份的基础上同时转换为非处方药（partial switch），即剂量或适应证改变后作为非处方药管理。

非处方药的转换工作主要由 FDA 的 CDER 和 NDAC 负责。原 NDA 申请持有人提出新药补充申请并提交完整的数据来支持药物转换。普通公民可以通过公民请愿来提出非处方药转换。

# 第三章 美国非处方药专论制度概述

## 一、美国非处方药管理相关法规

美国是最早建立药品分类管理制度的国家，其药品监管法律体系较为完善，涵盖法案、法规、指导文件及指南（表 3-1）。

1906 年，美国通过了《纯净食品和药品法》（Pure Food and Drugs Act），该法禁止假冒伪劣产品的流通，并要求产品标签必须提供准确的产品信息。该法的目的仅在于为消费者提供准确的产品信息，对于药品的销售无明确规定，药品即使没有处方也可以销售。1937 年的磺酰胺事件促使《纯净食品和药品法》的修订，该法于 1938 年改名为《联邦食品、药品和化妆品法案》（Federal Food，Drug and Cosmetic Act，FDCA），该法赋予 FDA 监督企业的权力，要求新药上市前需提交新药申请，并需要提供安全性证据证明其安全性，须有指导用药的标签。该法并未对药品实行严格的分类管理，只概括要求所有药品须有标签以说明如何安全用药。随着技术进步，1951 年通过的《杜哈姆—汉弗莱（Durham-Humphrey）修正案》，即《处方药修正案》，在法律层面上定义了处方药的概念，该法确立了法定分类标准，规定了处方药的药品种类，包括：①属于法规第 502（d）定义的易成瘾类药品；②因药物毒性或其他潜在的有害后果，或使用方法使其成为不够安全的，需要在专业人员指导下使用的；③在新药申请时仅限于非处方药类的药品。任何药品在没有指定为处方药之前，一般按照非处方药对待。该修正案还规定了处方药必须经过医师同意，而非处方药可供自选用药的消费者任意选购。随后，1961 年的欧洲"反应停"事件虽然未波及美国，但促进了《Kafauver-Harris 修正案》的通过，该法案新增条款以确保药品的有效性，要求制造商在药品上市前证明其药品是有效的，同时也进一步强化安全性审查。1972 年，美国联邦法规制定了 OTC 药物审评程序，CDER 便开展了大规模、长时间的 OTC 药物审评工程。在该 OTC 药物审评工程的基础上，FDA 将审评结果按照一定标准分类，最终形成了 OTC 药物专论的雏形。目前，OTC 药物专论仍在不断更新。

表 3-1　美国与非处方药相关的法律法规

| 年份 | 名称 | 主要内容 |
|---|---|---|
| 1938 | 《联邦食品、药品和化妆品法案》（Federal Food, Drug and Cosmetic Act, FDCA） | 通过的第一部管理药品的法律，该法对药品全生命周期的管理作了严格的规定，并要求提供药品的安全性证据 |
| 1951 | 《杜哈姆—汉弗莱（Durham-Humphrey）修正案》 | 首次定义了"处方药"概念，制定了处方药与非处方药的法定分类标准 |
| 1962 | 《Kafauver-Harris 修正案》 | 首次规定新药上市前需要证明有效性；要求安全性证据 |
| 1963 | 《正确包装和标签法》（Fair Packaging and Labeling Act, FPLA） | 对药品的包装、标签等方面的作了明确具体的规定 |
| 1972~至今 | 《美国联邦法规》第 21 篇 330~358 | 制定非处方药审评程序，对活性成分、标签等进行苹果；制定了非处方药最终专论 |
| 1977 | 《食品和药品管理现代化法》 | 赋予 FDA 对非处方药进行现场监督检查的权利，包括检查生产记录、控制等；增加对非处方药标识的要求等 |
| 2000 | 《非处方药人用药品标识格式指南》 | 规定了申请非处方药评审时应使用的标准化格式 |
| 2010 | 《非处方药标签可读性研究指南》 | 对非处方药品标签上内容的规定 |
| 2011 | 《历时及覆盖范围申报（TEA）指南》 | 规定申请人在 TEA 申请时的提交信息及相应格式 |
| 2020 | 《冠状病毒援助、救济，和经济安全法》（Coronavirus Aid, Relief, and Economic Security, CARES） | 非处方药专论的行政命令程序（administrative order process）代替了规则制定程序（rulemaking process）；赋予 FDA 评估和收取专用于 OTC 专论药物活动的使用者费用的权力 |

## 二、美国非处方药专论制定背景

1938 年，美国颁布的 FDCA 首次规定了"所有新药在上市前必须向 FDA 提供安全性证明"。直到 1962 年美国通过了《药品修正法》（Drug Amendment of 1962），该法规定，上市药品不仅要证明其安全性，还要证明有效性。自此，安全和有效便成为药品审评的标准。在此背景下，FDA 对 1962 年以前上市的所有药品进行有效性的再评价工作。由于美国在 1951 年的《Humphrey-Durham 修正案》中已正式将处方药（Rx）和非处方药（OTC）区分开，因此在基本完成处方药的有效性再评价之后，1972 年 CDER 便开展了大规模、长时间的 OTC 药物审评工程。

这次审评是美国有史以来对 OTC 药品安全性、有效性，以及标识正确性进行的一次最为全面和系统的评价。FDA 根据《美国联邦法规》的相关条款，制定了 OTC 药品审评程序，对 35 万种非处方药进行审查评价工程[①]，审核分为以下三个阶段。

（1）第一阶段：专家审核　17 个专家团队对超过 700 多个活性成分安全有效性相关文件进行评价，制定一个适合含有该成分的所有制品的标准，即"相对于活性成分的标准"，并根据医学、药学以及社会需求等综合考虑和判断该"相对于活性成分的标准"是否能被认为是"公认的安全有效"。根据审核条件，审查小组将 OTC 分为三类。

第Ⅰ类：公认安全有效的（Generally Recognized as Safe and Effective, GRASE）。

第Ⅱ类：没有公认安全有效，或适应证不符合，即非 GRASE（not generally recognized as safe and effective of having unacceptable indications）。

---

① 宋洋，尤晓敏，宗毛，等. 我国中药以 OTC 药品身份在美国上市途径探讨 [J]. 中国药物警戒. 2015：12（09），547-551.

第Ⅲ类：数据不足以确定是否安全有效（insufficient data available to permit final classification）。

第Ⅰ类药品无需 FDA 审批即可上市；第Ⅱ类药品需要经过新药申请途径上市；第Ⅲ类药品或未经过审核的 OTC 药品可通过公民请愿进入 OTC 专论或经新药申请途径上市。

（2）第二阶段：建立施行专论　FDA 根据专家团队的审核意见，对药物活性成分，相关利益者的意见等进行审查，并以暂定最后专论的形式在联邦公报上公布结论。在此期间，公众可以针对该结论提出相关意见或者提交新的数据证据。

（3）第三阶段：发布最终专论　根据联邦法规的规定，OTC 专论最终发布在 FDA 的《联邦公告》（Federal Register，FR）上，并以此作为 OTC 药品的标准规范。收录于 OTC 专论中的药物或活性成分均为公认的安全、有效的。符合该专论的药品，只需要向 FDA 备案而无需经过上市前审批流程即可以非处方药类别上市。

经过 10 余年的审评，FDA 在对 700 多种活性成分按 26 个大的治疗类别进行划分并完成审评后，制定了针对特定类别的《OTC 药品最终专论》，这些最终法规会以成文的形式收录于《美国联邦法规》（表 3-2），从而最终完成 OTC 药物专论的构建。

表 3-2　美国分类别《OTC 药品最终专论》

| 名称 | 主要内容 |
| --- | --- |
| 《美国联邦法规》第 21 篇（21CFR）330 部分 | 330.10 小节制定 OTC 药品审评程序，对其活性成分、标识进行评估，并制定《OTC 药品最终专论》；330.14 小节扩大对 OTC 药品评审范围 |
| 《美国联邦法规》第 21 篇（21CFR）331 部分 | 人用非处方抗酸产品 |
| 《美国联邦法规》第 21 篇（21CFR）332 部分 | 人用非处方抗肠胃气胀产品 |

| 名称 | 主要内容 |
|---|---|
| 《美国联邦法规》第21篇（21CFR）333部分 | 人用非处方局部抗菌产品 |
| 《美国联邦法规》第21篇（21CFR）335部分 | 人用非处方止泻药品 |
| 《美国联邦法规》第21篇（21CFR）336部分 | 人用非处方止吐药品 |
| 《美国联邦法规》第21篇（21CFR）338部分 | 人用非处方帮助夜间睡眠的药品 |
| 《美国联邦法规》第21篇（21CFR）340部分 | 人用非处方兴奋药品 |
| 《美国联邦法规》第21篇（21CFR）341部分 | 人用非处方感冒咳嗽过敏支气管扩张平喘药品 |
| 《美国联邦法规》第21篇（21CFR）343部分 | 人用非处方内服止痛、退热、抗风湿药品 |
| 《美国联邦法规》第21篇（21CFR）344部分 | 人用非处方局部耳部药品 |
| 《美国联邦法规》第21篇（21CFR）346部分 | 人用非处方肛肠药品 |
| 《美国联邦法规》第21篇（21CFR）347部分 | 人用非处方皮肤保护药品 |
| 《美国联邦法规》第21篇（21CFR）348部分 | 人用非处方外部止痛药 |
| 《美国联邦法规》第21篇（21CFR）349部分 | 人用非处方眼科药品 |
| 《美国联邦法规》第21篇（21CFR）350部分 | 人用非处方止汗药品 |
| 《美国联邦法规》第21篇（21CFR）352部分 | 人用非处方遮光药品 |
| 《美国联邦法规》第21篇（21CFR）355部分 | 人用非处方防龋药品 |

续表

| 名称 | 主要内容 |
|---|---|
| 《美国联邦法规》第 21 篇（21CFR）357 部分 | 人用非处方其他内服药品 |
| 《美国联邦法规》第 21 篇（21CFR）358 部分 | 人用非处方其他外用药品 |

## 三、美国非处方药专论构建和修订程序

### 1. 专论构建过程

美国非处方药专论的构建程序（The Rulemaking Process）主要包括 7 个步骤，具体如下 [1]。

（1）组建顾问审查组 FDA 局长指派合格专家组成顾问审查组，以评估非处方药的安全性及有效性，审查非处方药标签并就出版专论提供意见以确立非处方药安全有效且标记无误的条件。每种指定的非处方药类别均应设立一个顾问审查小组，共设立了 17 个小组。小组成员包含 7 名局长任命的具有投票权的专家（药剂师、药理学家或毒物学家、代表执业医师或院士的医师、其他合格的技术专家），以及 3 名无表决权的联络人（行业代表、消费者代表以及作为行政秘书的 FDA 员工）。

（2）报送资料和数据 FDA 局长首先要在《联邦公告》上发表通知，要求提供指定类别非处方药品已公开或未公开的数据和资料，以便提交顾问小组进行审评。相关方有机会通过递交科学数据来证明所涉及的特定类药物中的成分按其预期用途被认为是安全、有效的。小组审评的信息具体包括：①内标签和外标签；②有关药物活性成分数量的陈述；③动物安全性数据；④人体安全性数据；⑤有效性数据等证明。

---

[1] CFR330.10 Procedures for classifying OTC drugs as generally recognized as safe and effective and not misbranded，and for establishing monographs.

（3）顾问审查小组审评　专家顾问小组定期召开审评会，对指定类别的非处方药品的安全性和有效性做出结论，写成报告并向 FDA 局长汇报和推荐。顾问小组在审评时，重点对药品的以下方面做出评价。

①安全性：意味着在严格遵照详细的服药说明和注意事项的情况下，不良反应或重大副作用的发生率较低，也就是意味着即使在药品易于发生滥用的情况下，人体健康受到损害的可能性仍然很小。安全性的数据包括能充分证明药物在规定、推荐或建议的使用条件下是安全的试验资料及上市后广泛使用得到的可充分证明安全性资料。

②有效性：意味着目标人群在遵照详细的服药说明和注意事项的情况下用药，药物能明显减轻其所宣称的大部分人具有的病症。有效性的证据包括所规定的临床对照试验、部分对照及半对照试验。合格专家的记录成文的临床试验以及上市期间大量人员用药结果的报告可用以补充其试验内容。

③在确定药物安全性和有效性时，必须权衡药物的风险 - 获益关系。

④对含有两种或两种以上有效活性成分的复方制剂，每种活性成分对药物所宣称的疗效都应有贡献。组成复方制剂并不降低任何单独活性成分的安全性或有效性，而且当目标人群在遵照详细的服药说明和注意事项的情况下用药，活性成分的合用能对大部分人产生协同作用时，可以认为这种复方制剂是安全、有效的。

⑤标签必须简单、明确，无误导作用：必须能使非专业人员（包括理解能力低下的人）在正确购买和使用时读懂药品的预期用途和正确用法，并且要对该药品的不安全用法、副作用及不良反应做出警告。

⑥需确保药品可作为非处方药销售及可供非专业人士使用，除非存在药品必须在医生的监护下才能安全使用的特殊情况，如具有一定的毒性、可能产生其他有害的后果或使用方法特殊，还需要其他的附加使用措施（collateral measures）等。

（4）顾问审查组向局长报告　顾问审查组向局长提交审议后的专论建议稿。经过评价，药品被分成了三类：Ⅰ类：对于声明的用途来说一般认为是安全有效的（包括剂量、标示量、用药频率和临床疗效等），即 GRASE 药；

Ⅱ类：对于声明的用途来说，不安全，标识有误或适应证不能接受，即非GRASE 药。Ⅲ类：对于声明的用途来说，其安全、有效性证据不足，最终不能够归类。

Ⅰ类药安全、有效，经审定后可进入 OTC 药物管理的范围。Ⅱ类药在某一方面不能为国内消费者接受，美国不淘汰此类药，只是规定不能作为OTC 药品，进入处方药 Rx 的管理范围。Ⅲ类药是在评审过程中，安全、有效性数据不足，需要进一步补充完善。如果想把Ⅲ类药升级为Ⅰ类，药品生产商就必须在规定时间内提交足够证明药品安全有效行的数据资料，例如：①采用精确完全对照、部分对照或不对照的临床研究方法，考察这种药物能否达到预期的效果；②特定的实验室研究；③报告该药上市后，用药人群具有代表性的感受；④总结出能使人们接受并正确描绘该药预期目的的表述。

在整个 OTC 药评审期间，各专家顾问小组审查的 700 多种活性成分中，有 30% 的药物被定义为Ⅰ类—对申报的适应证认为是安全有效的；34% 的药物被定义为Ⅱ类—无效或不安全的；36% 的药物归于Ⅲ类—资料不全，暂不予定论[①]。

（5）公布专论的建议稿　局长在咨询审查组的结论和建议后，将在FR 上发布《建议制订条例的进一步通告》（Advanced notice of proposed rulemaking, ANPR）。通告内容包括：①确立某一类 OTC 药物或特定的某OTC 药品是安全、有效和无错标的条件；②由于该药属于上述的Ⅱ或Ⅲ类，根据局长决定排除其进入专论的相关叙述；③专家组向局长报告的全文。在公布后的 90 天内，任何有关个人可以向 FDA 递交书面意见，所有意见书经部门评阅后于 30 天内给予回复。

（6）公布暂行的专论稿　局长在审查所有建议，回复意见和任何新的资料信息后，将在 FR 上公布"暂行的最终专论稿"（tentative final monograph, TFM）。在 TFM 公布后的 12 个月间，任何有关个人可以向 FDA 提交新的

---

① 魏水易，张引珍 .OTC 药评审的法律依据和程序［J］. 药学实践杂志，1996（05）：259–262+277.

资料和信息，以支持该产品从暂行命令中排除。局长在审查对暂行专论稿提出的意见后，如果认为理由充分，会在 FR 上发布口头听证会（oral hearing）通知。由局长亲自主持，对所有对此专论的赞成或反对意见进行听证。

（7）公布最终的专论　局长对所有的反对意见，包括所有新的资料和信息在内的全部管理档案以及口头听证会上的所有意见进行审查和考虑后，将在 FR 上公布最终的专论（final monograph, FM），按规定应立即生效。此专论中建立了某类 OTC 药物或特定的 OTC 药品可以认为是安全、有效和无错标的条件，包括有关活性成分、标签适应证、标签要求、专门的检验要求、OTC 法律状态以及其他任何保证安全有效的必要的和合适的条件。在生效期之后，任何不符合此决议的行动都要受到法律的制裁①。

## 2. 专论修订程序

申请人可通过提交公民请愿书或历时及应用范围申请程序向 FDA 申请将某植物药成分以新活性成分增补进入某专论或建立新专论②。

（1）公民请愿书程序　根据 CFR 的有关规定，如果药品是针对某个 OTC 适应证，且在美国上市一段时间并具有一定销售量，那么可以考虑将其纳入 OTC 药品专论体系。如果想对专论进行修改，将药品以一种新的活性成分增补进入某专论中，申请人可按照 21CFR10.30 和 330.10（12）的要求提交公民请愿书。在申请人递交的材料里应包括能够证明该药物具有 GRASE 的公开发表数据、标签适应证以及充分且严格对照的临床试验数据等论证资料。

通过公民请愿程序申请修订的全部过程都是公开透明的，且无需交纳申报费用。经批准后，其他生产商可以直接应用，无需再次请愿，因此也就没有任何市场的排他性保护。此外，FDA 不可以批准尚未解决质疑的公民请

---

① 李眉，赵明，田恒康. 美国非处方药品的审评程序简介［J］. 中国药事，1998（02）：3-5.

② 赵莹莹. 我国中成药与美国植物药、日本汉方药在非处方药管理方面的比较研究［D］. 北京：北京中医药大学，2017.

愿，如果请愿内容对竞争对手不利，一些厂商会通过提出质疑进行拖延，由于公民请愿无期限限制，从而导致公民请愿拖延多年得不到解决。

（2）历时及应用范围申请程序　若将从未在美国以药品身份销售，但在国外具有作为药物使用历史的成分纳入到现有专论或建立新专论，申请人可通过 TEA 申请予以实施。根据 21CFR 310.14 条款要求，此类成分若想被纳入 OTC 药品专论中，还必须符合一定条件，即在同一国家以 OTC 药品身份至少连续销售 5 年，且具有足够销售量。TEA 程序在整体上分为两步。

①提交 TEA 申请：通过在申请中提供有关决定某成分是否有资格被纳入到 OTC 药品专论中所需要的信息，以供 FDA 审评并做出决策。这些信息包括药品基本信息和销售国家信息。药品基本信息包括对活性成分的描述、药理类别、预期 OTC 用途、规格、剂型、给药途径、用法用量以及所涉及的现有 OTC 药品专论情况或要求建立新专论的理由等；销售国家信息包括在所销售国家的销售方式（如果仅限于在药房销售，列出原因和附加措施）、目前销售情况的持续时间、人口统计描述、每种剂型在销售时的剂量单位累计总量、标签使用方法和审批、药品不良反应识别系统等。如果确定该成分有资格被纳入到 OTC 药品专论体系中，那么 FDA 会将此 TEA 申请进行公示，并在 FR 中发布资格通知，该资格通知旨在向所有利益相关方征求能够证明此成分具有 GRASE 的数据。通常，FDA 会在收到 TEA 申请后的 1 年之内做出资格决定，且不收取任何费用。

②提交安全性和有效性数据：数据应包含动物安全数据、人用安全数据、疗效数据、说明药品及其成分的医学原理和用途、药品及其成分对适应证安全有效的科学基础的数据和意见摘要等。FDA 对所提交数据进行审查，若初步判断此成分在美国作为 OTC 药品使用具有 GRASE，那么将在 FR 上发布一份拟议提案，建议将此成分纳入到现有专论中，或是在必要情况下创建一个新专论，并收集公众对此提案的评价。在审查完有关拟议提案的评论和其他新提交上来的信息后，FDA 将发布最终提案或重新提议。

### 3. 美国专论改革

2020 年 3 月 27 日，《冠状病毒援助、救济，和经济安全法》（Coronavirus Aid，Relief，and Economic Security Act，CARES 法案），正式在国会通过并由总统签字生效。该法案 A 部分 – Ⅲ.F 为对非处方药专论管理进行改革的条款，主要包括专论构建与修订过程的改革以及《非处方药专论使用者付费法案》的生成。

（1）专论构建与修订过程的改革　现行非处方药专论包含近 800 种不同的活性成分，可用于治疗近 1400 种适应证，且自 1972 年施行非处方药专论以来，众多非处方药通过该途径在美国上市。然而，从 1972 年至今的近 50 年内，药品市场已经有翻天覆地的变化，许多专论内容亟待更新。

在实施 CARES 法案之前，专论的构建是一个三阶段层层推进的公共规则制定过程，需在 FR 上陆续公布《建议制定条例的进一步通告》（ANPR）和《暂定最终专论》（TFM），接受公众评议后，才可发布《最终专论》（FM）。其后续会被收录于《美国联邦法规》中，具有法律效力。专论的修订也需经历提交资料、多次公示、多轮评议的过程，程序繁琐，历时较长。

上述专论构建及修订过程十分复杂，导致 FDA 无法及时有效地对非处方药专论进行修改，此类弊端在应对危及健康的公共卫生事件中尤为凸显。此外，在医药产业迅猛发展及变革的环境下，繁琐的专论构建及修订过程会损伤非处方药企业的创新积极性，阻碍非处方药产业的进步与发展。

因此，此次专论管理改革对专论构建与修订过程进行改进，赋予 FDA 发布行政令（Administrative Order）的权力，可由 FDA 直接对专论内容做出进行增加、删除以及修改的决定，不需再经过法规规定的完整且繁琐的审批流程。由于移除了多项法规制定所需的批准程序，CARES 法案特别涵盖了争端解决、听证及司法审议的条款，以确保程序透明公平。

行政令程序有助于 FDA 在保持高标准的同时，更快做出决策。FDA

和相关企业 ① 都可以发起行政令程序。若发起人是企业,则该请求被称作
OTC 专论命令申请（OTC Monograph Order Request, OMOR）。发起人提
交 OMOR 后,FDA 对该申请进行归档备案,在 12 个月内发布拟定命令
（Proposed Order）。拟定命令公示后,FDA 会给予公众 45 天的时间对其进行
评议。在对所有公众建议及专业意见汇总评价后,FDA 会公布最终行政令且
立即生效。

（2）《非处方药专论使用者付费法案》（Over-the-Counter Monograph
Drug User Fee Program, OMUFA） 目前,由于缺乏足够的审评资源,美国
专论审评进展缓慢,新的专论无法形成,对安全问题响应不够及时。为解
决以上问题,CARES 法案中提出建立《非处方药专论使用者付费法案》,向
企业收取一定费用,为 FDA 处理非处方药专论提供资金支持。此收费旨在
为 FDA 提供额外资源,使其能够在规定时间内高质高效完成专论审查工作,
使公众能够获得更多安全、有效、新颖的非处方药。

美国 FDA 于 2021 年 3 月 26 日公布了《非处方药专论使用者付费法
案 2021 财年费率》。通过 OMUFA 收取的费用将用来支持 FDA 在审查场
地、提供建议以及审查新的 OTC 专论令请求方面的活动。费用分为两部分:
①来自符合资格的 OTC 专论药生产场地所有人的场地费;②来自符合资格
的 OTC 专论命令申请提交者的费用。

FDA 将针对两种类型的 OTC 专论药生产场地评估并收取场地费,包
括:专论药场地 ②（Monograph Drug Facility, MDF）和合同加工外包组织场
地（Contract Manufacturing Organization, CMO）。将向符合资格的 MDF 场
地收取全额设施费（20 322 美元）,而对符合资格的 CMO 场地收取三分之
二的场地费（13 548 美元）。场地费需每年支付。

此外,FDA 还将向提交 OTC 专论命令申请（OMOR）的企业收取费用。
OMOR 分两级,1 级（Tier 1）通常针对增加新的或创新成分作为 OTC 的申

---

① 指在 CARES 法案中定义的生产、加工、研制或销售药品的个人和集体。

② 指生产或处理 OTC 专论药成品制剂的国外或国内场地。

请，费用为 500 000 美元；2 级（Tier 2）则针对其他较小的产品变更，费用为 100 000 美元。OMOR 是一次性费用，类似于处方药和仿制药收费计划中的申请费。

OTC 专论改革有助于提高审评效率，缩短审评时间，促进非处方药创新。新的专论制定及修改程序（即行政令程序）可提高 FDA 对非处方药问题的响应速度，提高用药可及性；《非处方药专论使用者付费法案》为 FDA 专论审查、场地审查以及评估活动提供资金和资源，可有效解决目前停滞不前的专论审评问题。

# 第四章　美国非处方药专论内容示例

上述章节提及，为了确认已上市的非处方药的安全性与有效性，CDER于1972年开启了十余年之久的OTC药物评价工程。通过这次工程，美国已上市的OTC经历了一次筛选，所有的OTC药物中共计700多种活性成分按26个大的治疗类别进行划分，形成了针对特定类别的《OTC药品最终专论》，这些最终法规会以成文的形式收录于《美国联邦法规》，从而最终完成OTC药物专论的构建。

由于《OTC药品最终专论》内容庞大，而我国目前尚未建立完整的非处方药专论体系，因此，本研究摘选了与人们生活较为贴近、使用频率高的三种治疗类别，分别是：①人用非处方感冒、咳嗽、过敏、支气管扩张和平喘药品；②人用非处方镇痛、解热、抗风湿药品；③人用非处方抗肠胃气胀药，作为构建我国非处方药体系的参考。

## 一、感冒、咳嗽、过敏、支气管扩张和平喘药品专论

CFR 341—人用非处方感冒、咳嗽、过敏、支气管扩张和平喘药品

目录

Subpart A—总则

Subpart B—活性成分

---

**联邦法规**

**第五卷第 21 篇**

2018 年 4 月 1 日修订

引用：21CFR341

## 21 篇 – 食品药品
### 第 I 章 –– 美国食品药品管理局
### 卫生与人类服务部
### D 分章 –– 人用药品

**PART341 人用非处方感冒、咳嗽、过敏、支气管扩张和平喘药品**

Subpart A 总则

### Sec.341.1 范围

（a）一个适合口服、吸入或局部使用的非处方感冒、咳嗽、过敏、支气管扩张剂或平喘类药品，如果符合本部分的所有条件以及 330.1 中规定的所有一般条件，则通常被认为是安全有效，且标记正确的。

（b）除另有说明外，本部分提及的"联邦法规"中监管部分的规定，具体是指第 21 篇第一章。

### Sec.341.3 定义

本节所涉及的定义如下。

（a）支气管扩张药

一种用于克服痉挛引起的支气管收缩的药物，如用于哮喘和呼吸急促的对症治疗中。

（b）口服止咳药

一种可以口服或用作含片，具有系统性止咳作用的药物。

（c）局部止咳药

可制成乳剂或气雾剂，局部涂于喉咙或胸口后再吸入使用的药物，或以润喉片的形式在口腔中溶解以产生局部效果，吸入后可减轻咳嗽的药物。

（d）祛痰药

一种用于促进或加速清除呼吸道分泌物的口服药物。

（e）抗组胺药

一种用于缓解花粉热和上呼吸道过敏（过敏性鼻炎）症状的药物。

（f）口服鼻减充血剂

一种口服的药物，可以系统性减轻由急性或慢性鼻炎引起的鼻塞。

（g）局部鼻减充血剂

一种在鼻腔内局部施用，以滴状、胶状或喷雾剂形式呈现的药物；或在鼻内吸入，以减轻急性或慢性鼻炎引起的鼻塞症状的药物。

（h）校准滴管

在正常使用条件下，经校准的滴管测量任何液体时，所产生的体积误差不超过 15%。

（i）泡腾剂型

给药前要溶解在水中的一种剂型。除有效成分外，它还含有酸（枸橼酸、酒石酸）和碳酸氢钠的混合物，在水中溶解时会释放二氧化碳。

**Subpart B 活性成分**

**Sec.341.12 抗组胺药活性成分**

当所用成分在规定的剂量限度内使用时，本产品的有效成分可由以下任意一种成分组成。

（a）马来酸溴苯那敏。

（b）盐酸氯氰嗪。

（c）马来酸氯苯那敏。

（d）马来酸右溴苯那敏。

（e）马来酸右氯苯那敏。

（f）枸橼酸苯海拉明。

（g）盐酸苯海拉明。

（h）琥珀酸多西拉敏。

（i）酒石酸苯茚胺。

（j）马来酸非尼拉敏。

（k）马来酸吡拉明。

（l）盐酸松齐拉敏。

（m）盐酸曲普利啶。

**Sec.341.14 镇咳药活性成分**

当所用成分的剂量限制和剂型均符合341.74（d）要求时，该产品的活性成分可由以下任意一种组成。

（a）口服止咳药

（1）盐酸氯苯达诺。

（2）可待因成分　以下成分在组合使用时必须满足290.2和21CFR 1308.15（c）要求。

（i）可待因。

（*ii*）磷酸可待因。

（*iii*）硫酸可待因。

（3）右美沙芬。

（4）氢溴酸右美沙芬。

（5）枸橼酸苯海拉明。

（6）盐酸苯海拉明。

（b）局部止咳药

（1）樟脑。

（2）薄荷醇。

### Sec.341.16 支气管扩张剂活性成分

当所用成分在规定的剂量限度内使用时，本产品的活性成分可由以下任意一种成分组成。

（a）麻黄碱。

（b）盐酸麻黄碱。

（c）硫酸麻黄碱。

（d）肾上腺素。

（e）酒石酸肾上腺素。

（f）盐酸消旋麻黄碱。

（g）盐酸消旋肾上腺素。

### Sec.341.18 祛痰药活性成分

当在341.78（d）规定的使用剂量限制内时，本产品的活性成分是愈创甘油醚。

### Sec.341.20 口服鼻减充血剂活性成分

当所用成分在规定的剂量限度内使用时，本产品的有效成分可由以下任意一种成分组成。

（a）口服鼻减充血剂

（1）盐酸去氧肾上腺素。

（2）盐酸伪麻黄碱。

（3）硫酸伪麻黄碱。

（4）重酒石酸去氧肾上腺素泡腾片剂型。

（b）局部鼻减充血剂

（1）左去氧麻黄碱。

（2）麻黄碱。

（3）盐酸麻黄碱。

（4）硫酸麻黄碱。

（5）[ 保留 ]

（6）盐酸萘甲唑啉。

（7）盐酸羟甲唑啉。

（8）盐酸去氧肾上腺素。

（9）六氢脱氧麻黄碱。

（10）盐酸赛洛唑啉。

### Sec.341.40 允许的活性成分的组合

如果组合中的每种活性成分均在本章第 341、343 和 356 部分所规定的剂量范围内，且产品标记符合 341.70 或 341.85 要求，则允许使用以下成分的组合。

（a）如果产品按照 341.85 进行标签，则 341.12 中所述的任何一种单一抗组胺药活性成分均可与任何一种被公认为安全有效的单一解热镇痛药的活性成分相结合；或与对乙酰氨基酚和其他解热镇痛活性成分的组合相结合；也可与阿司匹林和抗酸剂的组合相结合。

（b）如果产品按照 341.85 进行标签，则 341.12 中所述的任何一种单一抗组胺药活性成分可与 341.20（a）中所述的任何一种单一口服鼻充血剂活性成分结合使用。

（c）如果产品按照 341.85 进行标签，则 341.12 中所述的任何一种单一抗组胺药活性成分均可与 341.20（a）中所述的任何一种单一口服鼻减充血剂活性成分，以及任何一种被公认为安全有效的单一解热镇痛药的活性成分联合使用；或者与对乙酰氨基酚和其他解热镇痛活性成分的组合相结合；也可与阿司匹林和抗酸剂的组合相结合。

（d）如果产品按照 341.85（c）（4）进行标签，则 341.12（a）~（e）以及（h）~（m）中所述的任何一种单一抗组胺药活性成分均可与 341.14（a）（1）~（a）（4）中所述的任何一种单一口服止咳药的活性成分相结合。如果产品按照 341.70（a）进行标签，则 341.12（f）和 341.14（a）（5）中的枸橼酸苯海拉明，或是 341.12（g）和 341.14（a）（6）中的盐酸苯海拉明均可成为抗组胺药和镇咳药的活性成分。

（e）如果产品按照 341.85(c)（4）进行标签，则 341.12(a)~（e）和（h）~（m）中所述的任何一种单一抗组胺药活性成分可以与 341.14（a）（1）~（a）（4）中所述的任何一种单一口服镇咳药的活性成分，以及 341.20（a）中所述的任何一种单一口服鼻减充血药的活性成分联合使用。如果产品按照 341.70(a)进行标签，则 341.12(f)和 341.14（a）（5）中的枸橼酸苯海拉明，或是 341.12（g）和 341.14（a）（6）中的盐酸苯海拉明均可成为抗组胺药和镇咳药的活性成分。

（f）如果产品按照 341.85(c)（4）进行标签，则 341.12(a)~（e）和（h）~（m）中所述的任何一种单一抗组胺活性成分均可与 341.14(a)（1）~（a）（4）中所述的任何一种单一口服镇咳药的活性成分，以及任何一种被公认为安全有效的解热止痛药的活性成分联合使用；或与对乙酰氨基酚和其他镇痛解热活性成分的组合相结合；也可与阿司匹林和抗酸剂的组合相结合。如果产品按照 341.70（a）进行标签，则 341.12（f）和 341.14（a）（5）中的枸橼酸苯海拉明，或是 341.12（g）和 341.14（a）（6）中的盐酸苯海拉明均可成为抗组胺药和镇咳药的活性成分。

（g）如果产品按照 341.85(c)（4）进行标签，则 341.12（a）~（e）和（h）~（m）中所述的任何一种单一抗组胺药活性成分均可与 341.14（a）（1）~（a）（4）中所述的任何一种单一口服镇咳药的活性成分、341.20（a）中所述的任何一种单一口服鼻减充血药的活性成分以及任何一种被公认为安全有效的解热止痛药的活性成分联合使用；也可与对乙酰氨基酚和其他镇痛解热活性成分的组合相结合，或者与阿司匹林和抗酸剂的组合相结合。如果产品按照 341.70（a）进行标签，则 341.12（f）和 341.14（a）（5）中的枸橼酸苯海拉明，或 341.12（g）和 341.14（a）（6）中的盐酸苯海拉明均可成为抗组胺药和镇咳药的活性成分。

（h）如果产品按照 341.85 进行标签，则 341.14（a）（1）~（a）（4）中所述的任何一种单一口服镇咳药的活性成分都可以与 341.18 中所述的任何一种单一祛痰药的活性成分结合。

（i）如果产品按照 341.85 进行标签，则 341.14（a）中所述的任何一种单一口服镇咳药活性成分都可以与 341.20（a）中所述的任何一种单一口服鼻减充血药的活性成分结合。

（j）如果产品按照 341.85 进行标签，则 341.14（a）（1）~（a）（4）中所述的任何一种单一口服止咳药活性成分均可与 341.20（a）中所述的任何一种单一口服鼻减充血药的活性成分，以及 341.18 中所述的任何一种单一祛痰药的活性成分联合使用。

（k）如果产品存在液体剂型（吞咽）或固体剂型（溶于口中吞咽），且产品按照 341.85 进行标签，则 341.14（a）或（b）（2）中所述的任何一种单一止咳药活性成分均可以与任何一种被公认为安全有效的单一口服麻醉剂 / 镇痛药的活性成分相结合；或与麻醉剂 / 镇痛药活性成分的组合相结合。如果组合中含有局部止咳剂，则该产品必须以固体剂型配制，并在口腔中溶解。如果产品按照 341.70（b）进行标签，则 341.14（b）（2）和本章第 356 部分中的薄荷醇可以成为镇咳药和麻醉 / 镇痛药的活性成分。

（l）如果产品按照 341.85 进行标签，则 341.14（a）中所述的任何一种单一口服镇咳药活性成分均可与任何一种被公认为安全有效的单一解热镇痛药的活性成分相结合；也可以与对乙酰氨基酚和其他解热镇痛活性成分的组合相结合；又或与阿司匹林和抗酸剂的组合相结合。

（m）如果产品按照 341.85 进行标签，则 341.14（a）中所述的任何一种单一口服镇咳药活性成分均可与 341.20（a）中所述的任何一种单一口服鼻减充血剂的活性成分，以及任何一种被公认为安全有效的单一解热镇痛药的活性成分联合使用；也可以与对乙酰氨基酚和其他解热镇痛药活性成分的组合相结合；又或与阿司匹林和抗酸剂的组合相结合。

（n）如果产品按照341.85进行标签，则341.14（a）（1）～（a）（4）中所述的任何一种单一口服止咳药活性成分均可与341.20（a）中所述的任何一种单一口服鼻减充血剂的活性成分、341.18中所述的任何一种单一祛痰药的活性成分以及任何一种被公认为安全有效的解热镇痛药的活性成分联合使用；也可以与对乙酰氨基酚和其他解热镇痛活性成分的组合相结合；又或与阿司匹林和抗酸剂的组合相结合。

（o）如果产品按照341.85进行标签，则341.18中所述的任何一种单一祛痰药活性成分均可与任何一种被公认为安全有效的单一解热镇痛药的活性成分相结合；也可以与对乙酰氨基酚和其他镇痛解热活性成分的组合相结合；又或与阿司匹林和抗酸剂的组合相结合。

（p）如果产品按照341.85进行标签，则341.18中所述的任何一种单一祛痰药活性成分均可与341.20（a）中所述的任何一种单一口服鼻减充血剂的活性成分相结合。

（q）如果产品按照341.85进行标签，则341.18中所述的任何一种单一祛痰药活性成分均可与341.20（a）中所述的任何一种单一口服鼻减充血剂的活性成分以及任何一种被公认为安全有效的单一解热镇痛药的活性成分联合使用；也可以与对乙酰氨基酚和其他解热镇痛活性成分的组合相结合；又或与阿司匹林和抗酸剂的组合相结合。

（r）如果产品按照341.85进行标签，则341.20（a）中所述的任何一种单一口服鼻减充血剂活性成分均可与任何一种被公认为安全有效的单一镇痛解热药的活性成分相结合；也可以与对乙酰氨基酚和其他解热镇痛活性成分的组合相结合；又或与阿司匹林和抗酸剂的组合相结合。

（s）如果产品存在液体剂型（吞咽）或固体剂型（溶于口中吞咽），且产品按照341.85进行标签，则341.20（a）中所述的任何一种单一口服鼻减充血剂的活性成分均可与任何一种被公认为安全有效的单一口服麻醉剂/镇痛药的活性成分相结合；或与麻醉剂/镇痛药活性成分的组合相结合。

（t）如果产品存在液体剂型（吞咽）或固体剂型（溶于口中吞咽），且产品按照 341.85 进行标签，则 341.20（a）中所述的任何一种单一口服鼻减充血剂活性成分均可与 341.14（a）或（b）（2）中所述的任何一种单一镇咳药的活性成分，以及任何一种被公认为安全有效的单一口服麻醉剂/镇痛药的活性成分联合使用；或与麻醉剂/镇痛药活性成分的组合相结合。如果组合中含有局部止咳剂，则该产品必须以固体剂型配制，并在口腔中溶解。

（u）如果产品仅存在乳剂剂型，且产品按照 341.85 进行标签，则 341.14（b）（1）中的樟脑可以与 341.14（b）（2）中的薄荷醇以及桉树油（1.2%~1.3%）联合使用。

（v）如果产品仅用作鼻腔吸入，且产品按照 341.85 进行标签，则 341.20（b）（1）中的左去氧麻黄碱可以与芳香剂［樟脑（54 毫克）、薄荷醇（80 毫克）、水杨酸甲酯（11 毫克）和薰衣草油（4 毫克）］联合使用。

（w）如果产品存在液体剂型（吞咽）或固体剂型（溶于口中吞咽），且产品按照 341.85 进行标签，则 341.14（a）或（b）（2）中所述的任何一种单一止咳药活性成分均可与任何单一被公认为安全有效的口服镇痛剂的活性成分相结合。如果组合中含有局部止咳剂，则该产品必须以固体剂型配制，并在口腔中溶解。

（x）如果产品存在液体剂型（吞咽）或固体剂型（溶于口中吞咽），且产品按照 341.85 进行标签，则 341.20（a）中所述的任何一种单一口服鼻减充血剂活性成分均可与任何一种被公认为安全有效的单一口服镇痛药的活性成分相结合。

（y）如果产品存在液体剂型（吞咽）或固体剂型（溶于口中吞咽），且产品按照 341.85 进行标签，则 341.14（a）或（b）（2）中所述的任何一种单一止咳药活性成分可与 341.20（a）中所述的任何一种单一口服鼻减充血剂的活性成分，以及任何一种被公认为安全有效的单一口服镇痛药的活性成分联合使用。如果组合中含有局部止咳剂，则该产品必须以固体剂型配制，并在口腔中溶解。

（z）如果产品存在液体剂型（吞咽）或固体剂型（溶于口中吞咽），且产品按照 341.85 进行标签，则 341.14（a）或（b）（2）中所述的任何一种单一止咳药活性成分均可与任何一种被公认为安全有效的单一口服麻醉／镇痛药的活性成分或麻醉药／镇痛药的组合成分，以及任何一种被公认为安全有效的单一口服镇痛药的活性成分联合使用。如果组合中含有局部止咳剂，则该产品必须以固体剂型配制，并在口腔中溶解。

（aa）如果产品存在液体剂型（吞咽）或固体剂型（溶于口中吞咽），且产品按照341.85进行标签，则341.20（a）中所述的任何一种单一口服鼻减充血剂活性成分可以与任何一种被公认为安全有效的单一口服麻醉／镇痛剂的活性成分或麻醉药／镇痛药的组合成分相结合，以及任何一种被公认为安全有效的单一口服镇痛药活性成分联合使用。

（bb）如果产品存在液体剂型（吞咽）或固体剂型（溶于口中吞咽），且产品按照341.85进行标签，则341.14（a）或（b）（2）中所述的任何一种单一止咳药活性成分可以与341.20（a）中所述的任何一种单一口服鼻减充血剂，任何一种被公认为安全有效的单一口服麻醉剂／镇痛剂的活性成分或麻醉药／镇痛药的组合成分，以及任何一种被公认为安全有效的单一口服镇痛药的活性成分联合使用。如果组合中含有局部止咳剂，则该产品必须以固体剂型配制，并在口腔中溶解。

**Subpart C 标签**

**Sec.341.70 包含用于治疗并发症的活性成分的非处方药产品（单一成分药品或组合成分药品）的标签**

适用于产品中每种成分的身份声明、适应证、警告和使用说明可以合并使用，以消除重复的词语或短语，使最终信息清晰易懂。

（a）对于含有341.14（a）（5）和（a）（6）中所述枸橼酸苯海拉明和盐酸苯海拉明的产品。

产品标签应包含该药物的通用名（如果有的话），并将产品标识为"抗组胺／咳嗽抑制剂"或"抗组胺／镇咳药（止咳药）"。适应证信息应将341.72（b）和341.74（b）内容进行合并。警告信息应将341.72（c）（1）、（c）（2）、（c）（4）、（c）（6）以及341.74（c）（1）、（c）（2）、（c）（3）、（c）（4）内容进行合并，或使用341.74（c）中的全部警告。如适用，OTC标签中的使用说明应遵循 341.74（d）（1）（iv）或（d）（1）（v），专业标签说明应遵循 341.90（j）或（k）。

（b）对于含有本章 341.14（b）（2）和 356.12（f）中所述薄荷醇的产品 产品含有 5~10mg 薄荷醇。产品标签应包含该药物的通用名（如果有的话），并将产品标识为"止咳药 / 口服麻醉剂"或"镇咳药 / 口服麻醉剂"。适应证信息应当对 341.74（b）以及本章第 356 部分进行合并。警告信息应当对 341.74（c）（1）、（c）（2）、（c）（3）以及本章第 356 部分进行合并。使用说明应当是："使用说明【粗体】，【项目符号】成人和 2 岁及以上儿童：在口中慢慢溶解含片，根据需要或医生指示，每 2 小时用药一次。【项目符号】2 岁以下儿童：咨询医生。"

注：关于项目符号的定义，详见本章 201.66（b）（4）。

**Sec.341.72 抗组胺类药品的标签**

（a）身份说明　产品标签应包含药物的通用名（如果有的话），并将该产品标识为"抗组胺药"。

（b）适应证　标题"适应证"下，产品标签需要视情况写上本节（b）段中列出的所有短语。根据本章 330.1（c）（2），在符合《联邦食品、药品及化妆品法案》第 502 条有关错误标记，以及第 301（d）条有关禁止将未经批准的新药引进或交付洲际贸易［此行为违反了法案第 505（a）条］的规定的情况下，也可以使用其他真实的、无误导性的说明，用于描述那些仅在本段中列明的适应证。

（1）"暂时"（选择下列之一："缓解""减轻""降低""减少"或"弄干"）"流鼻涕同时"（选择下列之一："缓解""减轻""降低"或"减少"）"打喷嚏，鼻子或喉咙发痒，以及花粉热（后面可写以下一项或两项："其他上呼吸道过敏"或"过敏性鼻炎"）引起的眼睛流泪发痒"。

（2）"暂时缓解流鼻涕、打喷嚏、鼻子或喉咙发痒以及花粉热（后面可写以下一项或两项："其他上呼吸道过敏"或是"过敏性鼻炎"）引起的眼睛流泪发痒。"

（c）警告

在标题"警告"下，产品标签应当包含以下警告。

（1）"可能引起兴奋，特别对于儿童。"

（2）"如果你有肺气肿或慢性支气管炎等呼吸问题，或患有青光眼，或因前列腺肿大而出现排尿困难，请不要服用本产品。若要服用，请咨询医生。

（3）对于含有341.12（a）（b）（c）（d）（e）（i）（j）（k）（l）（m）中所述的马来酸溴苯那敏、盐酸氯氰嗪、马来酸氯苯那敏、马来酸右溴苯那敏、马来酸右氯苯那敏、酒石酸苯茚胺、马来酸非尼拉敏、马来酸吡拉明、盐酸松齐拉敏或盐酸曲普利啶的药品。

"可能会引起嗜睡；酒精、镇静剂和安定药可能会增加嗜睡效果。服用本品时避免饮用酒精饮料。如果您服用了镇静剂或安定药，若无事先咨询医师，请不要服用本品。在驾驶汽车或操作机械时要谨慎服用。"

（4）对于含有341.12（f）（g）（h）中所述的枸橼酸苯海拉明、盐酸苯海拉明或琥珀酸多西拉敏的产品。

"可能会引起明显的嗜睡；酒精、镇静剂和安定药可能会增加嗜睡效果。服用本品时避免饮用酒精饮料。如果您服用了镇静剂或安定药，若无事先咨询医师，请不要服用此产品。在驾驶汽车或操作机械时要谨慎服用。"

（5）对于含有341.12（i）中所述的酒石酸苯茚胺的产品。

"一些人可能会出现紧张和失眠。"

（6）对于标签注明仅供12岁以下儿童使用的产品。

产品标签仅包含本节第（c）（1）和（c）（5）段中标识的警告以及以下内容。

（i）"如患有慢性支气管炎等呼吸问题或青光眼的儿童，未事先征询儿童医生的意见，不得使用本产品。"

（*ii*）对于含有341.12（a）（b）（c）（d）（e）（i）（j）（k）（1）（m）中所述的马来酸溴苯那敏、马来酸氯苯那敏、马来酸右溴苯那敏、马来酸右氯苯那敏、酒石酸苯茚胺、马来酸非尼拉敏、马来酸吡拉明、盐酸松齐拉敏或盐酸曲普利啶的药品。

"可能会引起嗜睡；镇静剂和安定药可能会增加嗜睡效果。在没有事先咨询儿童医生的情况下，不要将本产品提供给服用镇静剂或安定药的儿童。"

（*iii*）对于含有341.12（f）（g）（h）中所述的枸橼酸苯海拉明、盐酸苯海拉明或琥珀酸多西拉敏的产品。

"可能引起明显的嗜睡。镇静剂和安定药可能会增加嗜睡效果。在没有事先咨询儿童医生的情况下，不要将本产品提供给服用镇静剂或安定药的儿童。"

（*iv*）对于含有341.12（f）和（g）中所述的枸橼酸苯海拉明或盐酸苯海拉明的产品。

"不要与【项目符号】任何含有苯海拉明的其他产品一起使用，即使是在皮肤上使用的产品也不可以。"

（7）对于含有341.12（f）和（g）中所述的枸橼酸苯海拉明或盐酸苯海拉明的产品。

"不要与【项目符号】任何含有苯海拉明的其他产品一起使用，即使是在皮肤上使用的产品。"

（d）使用说明

在标题"使用说明"下，产品标签应当包含以下信息。

（1）对于含有341.12（a）中所述的马来酸溴苯那敏的产品。

成人和12岁及以上儿童：口服剂量为4毫克/4~6小时，24小时内不得超过24毫克，或遵从医生指示。6~12岁以下儿童：口服剂量为2毫克/4~6小时，24小时内不得超过12毫克，或遵从医生指示。6岁以下儿童：咨询医生。

（2）对于含有341.12（b）中所述的盐酸氯氰嗪的产品。

　　成人和12岁及以上儿童：口服剂量为25毫克/6~8小时，24小时内不得超过75毫克，或遵从医生指示。12岁以下儿童：咨询医生。

（3）对于含有341.12（c）中所述的马来酸氯苯那敏的产品。

　　成人和12岁及以上儿童：口服剂量为4毫克/4~6小时，24小时内不得超过24毫克，或遵从医生指示。6~12岁以下儿童：口服剂量为2毫克/4~6小时，24小时内不得超过12毫克，或遵从医生指示。6岁以下儿童：咨询医生。

（4）对于含有341.12（d）中所述的马来酸右溴苯那敏的产品。

　　成人和12岁及以上儿童：口服剂量为2毫克/4~6小时，24小时内不得超过12毫克，或遵从医生指示。6~12岁以下儿童：口服剂量为1毫克/4~6小时，24小时内不得超过6毫克，或遵从医生指示。6岁以下儿童：咨询医生。

（5）对于含有341.12（e）中所述的马来酸右氯苯那敏的产品。

　　成人和12岁及以上儿童：口服剂量为2毫克/4~6小时，24小时内不得超过12毫克，或遵从医生指示。6~12岁以下儿童：口服剂量为1毫克/4~6小时，24小时内不得超过6毫克，或遵从医生指示。6岁以下儿童：咨询医生。

（6）对于含有341.12（f）中所述的枸橼酸苯海拉明的产品。

　　成人和12岁及以上儿童：口服剂量为38~76毫克/4~6小时，24小时内不得超过456毫克，或遵从医生指示。6~12岁以下儿童：口服剂量为19~38毫克/4~6小时，24小时内不得超过228毫克，或遵从医生指示。6岁以下儿童：咨询医生。

（7）对于含有341.12（g）中所述的盐酸苯海拉明的产品。

　　成人和12岁及以上儿童：口服剂量为25~50毫克/4~6小时，24小时内不得超过300毫克，或遵从医生指示。6~12岁以下儿童：口服剂量为12.5~25毫克/4~6小时，24小时内不得超过 150 毫克，或遵从医生指示。6 岁以下儿童：咨询医生。

（8）对于含有 341.12（h）中所述的琥珀酸多西拉敏的产品。

成人和 12 岁及以上儿童：口服剂量为 7.5~12.5 毫克 /4~6 小时，24 小时内不得超过 75 毫克，或遵从医生指示。6~12 岁以下儿童：口服剂量为 3.75~6.25 毫克 /4~6 小时，24 小时内不得超过 37.5 毫克，或遵从医生指示。6 岁以下儿童：咨询医生。

（9）对于含有 341.12（i）中所述的酒石酸苯茚胺的产品。

成人和 12 岁及以上儿童：口服剂量为 25 毫克 /4~6 小时，24 小时内不得超过 150 毫克，或遵从医生指示。6~12 岁以下儿童：口服剂量为 12.5 毫克 /4~6 小时，24 小时内不得超过 75 毫克，或遵从医生指示。6 岁以下儿童：咨询医生。

（10）对于含有 341.12（j）中所述的马来酸非尼拉敏的产品。

成人和 12 岁及以上儿童：口服剂量为 12.5~25 毫克 /4~6 小时，24 小时内不得超过 150 毫克，或遵从医生指示。6~12 岁以下儿童：口服剂量为 6.25~12.5 毫克 /4~6 小时，24 小时内不得超过 75 毫克，或遵从医生指示。6 岁以下儿童：咨询医生。

（11）对于含有 341.12（k）中所述的马来酸吡拉明的产品。

成人和 12 岁及以上儿童：口服剂量为 25~50 毫克 /6~8 小时，24 小时内不得超过 200 毫克，或遵从医生指示。6~12 岁以下儿童：口服剂量为 12.5~25 毫克 /6~8 小时，24 小时内不得超过 100 毫克，或遵从医生指示。6 岁以下儿童：咨询医生。

（12）对于含有 341.12（1）中所述的盐酸松齐拉敏的产品。

成人和 12 岁及以上儿童：口服剂量为 50~100 毫克 /4~6 小时，24 小时内不得超过 600 毫克，或遵从医生指示。6~12 岁以下儿童：口服剂量为 25~50 毫克 /4~6 小时，24 小时内不得超过 300 毫克，或遵从医生指示。6 岁以下儿童：咨询医生。

（13）对于含有 341.12（m）中所述的盐酸曲普利啶的产品。

成人和 12 岁及以上儿童：口服剂量为 2.5 毫克 /4~6 小时，24

小时内不得超过 10 毫克，或遵从医生指示。6~12 岁以下儿童：口服剂量为 1.25 毫克 /4~6 小时，24 小时内不得超过 5 毫克，或遵从医生指示。6 岁以下儿童：咨询医生。

（e）"physician（医生）"一词可在本节的任何标签声明中取代"doctor"一词。

### Sec.341.74 镇咳类药品的标签

（a）身份说明

产品标签应包含药物的通用名（如果有的话），并将该产品标识为"止咳药"或"镇咳药"。

（b）适应证

在标题"适应证"下，根据情况，产品标签需写上本段（b）中列出的所有短语。根据本章 330.1（c）（2），在符合《联邦食品、药品及化妆品法案》第 502 条有关错误标记，以及第 301（d）条有关禁止将未经批准的新药引进或交付洲际贸易［此行为违反了法案第 505(a) 条］的规定的情况下，也可以使用其他真实的、无误导性的说明，用于描述那些仅在本段中列明的适应证。

（1）"暂时"（选择下列之一："减轻""镇静""控制""降低""平息""减少""缓解"或"抑制"）"由于……（选择下列之一："轻微支气管刺激"或"轻微咽喉及支气管刺激"）引发的咳嗽""这种刺激是"（选择下列之一："由……引起""与……有关"或"伴随……而发生"）（选择下列之一："感冒"或"普通感冒"）或"吸入刺激物"。

（2）"暂时"（选择下列之一："减轻""镇静""控制""降低""平息""减少""缓解"或"抑制"）（选择下列之一："由……引起""与……有关"或"伴随……而发生"）（选择下列之一："感冒"或"普通感冒"或"吸入刺激物"）"的咳嗽"。

（3）除本节（b）（1）和（2）段中所述的必要信息外，产品标签还可能包括以下任何（一项或多项）说明。

（*i*）"镇咳剂暂时（选择下列之一："减轻""控制""降低""减少""缓解"或"抑制"）咳嗽的冲动。"

（*ii*）"暂时帮助你减少咳嗽。"

（*iii*）"暂时帮助（选择下列之一："减轻""控制""降低""减少""缓解"或"抑制"）"引起咳嗽的咳嗽反射"。

（*iv*）暂时"（选择下列之一："减轻""控制""降低""减少""缓解"或"抑制"）"咳嗽的强度"。

（*v*）（选择下列之一："减轻""控制""降低""减少""缓解"或"抑制"）（选择下列之一："咳嗽""咳嗽的冲动"或"你的咳嗽"）"来帮助你"（选择下列之一："进入睡眠状态""睡眠"或"休息"）。

（*vi*）对于含有 341.14（a）（1）（2）（3）（4）中所述的盐酸氯苯达诺、可待因成分、右美沙芬或氢溴酸右美沙芬的产品。"镇定咳嗽控制中枢，缓解咳嗽。"

（*vii*）对于含有 341.14（a）（1）（3）（4）以及（b）（1）（2）中所述的盐酸氯苯达诺、右美沙芬、氢溴酸右美沙芬、樟脑或薄荷醇的产品。

（A）"非麻醉性暂时止咳药"（选择下列之一："减轻""控制""降低""减少""缓解"或"抑制"）"咳嗽"。

（B）在不使用麻醉剂的情况下（选择下列之一："减轻""控制""降低""减少""缓解"或"抑制"）"咳嗽冲动"。

（c）警告

在标题"警告"下，产品标签应当包含以下警告。

（1）对于口服和局部止咳药。

"持续咳嗽可能是病情严重的征兆。如果咳嗽持续一周以上，出现复发，或伴有发烧、皮疹或持续性头痛请咨询医生。"

（2）对于标记为成人或成人及12岁以下儿童用药的口服和局部止咳药。

"本品不适用于吸烟、哮喘、肺气肿等引起的持续性或慢性咳嗽，或伴有过多痰（黏液）的咳嗽。以上人群请在医生指导下用药。"

（3）对于标记为仅供12岁以下儿童使用的口服和局部止咳药。

"本品不适用于哮喘等引起的持续性或慢性咳嗽，或伴有过多痰（黏液）的咳嗽。以上人群请在医生指导下用药。"

（4）口服止咳药

（i）对于含有341.14（a）（2）中可待因成分的产品。

"可能引起或加重便秘。"

（ii）对于标记为仅供成人使用，且含有341.14（a）（2）中可待因成分的产品。

"患有慢性肺病或呼吸短促的患者请不要服用本产品。以上人群请在医生指导下用药。"

（iii）对于标记为仅供12岁以下儿童使用，且含有341.14（a）（2）中可待因成分的产品。

"患有慢性肺病、呼吸短促或正在服用其他药物的儿童请不要服用本产品。以上人群请在医生指导下用药。"

（iv）对于标记为供成人和12岁以下儿童使用，且含有341.14（a）（2）中可待因成分的产品。

"患有慢性肺病或呼吸短促的成人和儿童，或正在服用其他药物的儿童，请不要服用本产品。以上人群请在医生指导下用药。"

（v）对于标记为供成人或成人及12岁以下儿童使用，且含有341.14（a）（3）和（a）（4）中所述的右美沙芬或氢溴酸右美沙芬的产品。药物相互作用的预防措施。

"如果您现在正在服用单胺氧化酶抑制剂（MAOI）处方药（用于治疗抑郁症、精神疾病、情绪疾病或帕金森病的药物），或停用MAOI药物不足两周，请不要使用本品。

如果您不知道您的处方药中是否含有 MAOI，在服用该产品前请咨询医生或药剂师。"

（*vi*）对于标记为仅供 12 岁以下儿童使用，且含有 341.14（a）（3）和（a）（4）中所述的右美沙芬或氢溴酸右美芬的产品。药物相互作用的预防措施。

"如果您的孩子现在正在服用单胺氧化酶抑制剂（MAOI）处方药（用于治疗抑郁症、精神疾病、情绪疾病或帕金森病的药物），或停用 MAOI 药物不足两周，请不要给孩子使用本产品。如果您不知道您孩子的处方药中是否含有 MAOI，在服用该产品前请咨询医生或药剂师。"

（*vii*）对于含有 341.14（a）（5）和（a）（6）中所述的枸橼酸苯海拉明或盐酸苯海拉明的产品。

"可能引起兴奋，特别对于儿童。"

（*viii*）对于标记为仅供 12 岁以下儿童使用，且含有 341.14（a）（5）和（a）（6）中所述的枸橼酸苯海拉明或盐酸苯海拉明的产品。

（A）"如果儿童有呼吸问题（如慢性支气管炎）或青光眼，用药前请咨询儿童医生之前。"

（B）"可能导致明显的嗜睡。镇静剂和安定药可能会增加嗜睡效果。在没有咨询儿童医生之前，请勿将本品给服用镇静剂或安定药的儿童使用。"

（C）不要与【项目符号】任何含有苯海拉明的其他产品一起使用，即使是在皮肤上使用的产品也不可以与本品同时使用。

（*ix*）对于标记为供成人和 12 岁以下儿童使用，且含有 341.14（a）（5）和（a）（5）中所述的枸橼酸苯海拉明或盐酸苯海拉明的产品。

（A）"如果你有肺气肿、慢性支气管炎等呼吸问题，或患

有青光眼，或因前列腺肿大而出现排尿困难，若无
医生指导，请不要服用本产品。"

（B）"可能会引起明显的嗜睡，酒精、镇静剂和安定药可
能会增加嗜睡效果。服用本品时要避免饮用酒精饮
料。如果您正服用镇静剂或安定药，在未向医生咨
询前，请不要服用此产品。驾驶机动车或操作机械
时要谨慎服用。"

（C）"不要与【项目符号】任何含有苯海拉明的其他产品
一起使用，即使是在皮肤上使用的产品也不可与本
品一同使用"。

（5）局部镇咳药

（i）对于以药膏方式使用，且含有 341.14（b）（1）和（2）中
所述的樟脑或薄荷醇的产品。

"只供外用，不要口服或放入鼻中。"

（ii）对于以蒸汽吸入方式使用，且含有 341.14（b）（1）和（2）
中所述的樟脑或薄荷醇的产品。

"只适用于蒸汽吸入，不要口服。"

（iii）对于任何含有樟脑或薄荷醇，并以药膏或蒸汽吸入方式使
用，同时符合 16CFR 1500.3（b）（10）对（"极易燃""易
燃""可燃"）其中一个警示词定义描述的产品。

标签上要有适当的易燃警示词，其后加上冒号以及"远离
火源或火焰"的声明。

（iv）对于任何含有樟脑或薄荷醇，并以药膏方式使用，同时不
包含 16CFR 1500.3（b）（10）中所述的易燃警示词产品。

"使用本品时，不要【项目符号】加热，【项目符号】微
波，也不要【项目符号】添加到热水或任何烧水的容器
中，以免飞溅并造成烧伤。"【用粗体凸显信息】

（v）对于任何含有樟脑或薄荷醇，并以药膏方式使用，同时包含

16CFR 1500.3（b）（10）中所述的易燃警示词的产品。

"使用本品时，不要【项目符号】加热、【项目符号】微波、【项目符号】在明火附近使用，也不要【项目符号】添加到热水或任何烧水的容器中，以免飞溅并造成烧伤。"【用粗体凸显信息】

（vi）用于含有樟脑或薄荷醇，并以蒸汽吸入方式使用的产品。

"使用本品时，不要【项目符号】加热、【项目符号】微波、【项目符号】在明火附近使用，也不要【项目符号】添加到热水或任何烧水的容器，（但是可在热蒸汽蒸发器将其加到冷水里）。否则会造成飞溅和烧伤。"【用粗体凸显信息】

（vii）对于任何在挥发性赋形剂（volatile vehicle）中配制的产品。

在标题"其他信息"下，标签上应注明："密封容器，室温保存，避免受热。"

（d）使用说明。

在标题"使用说明"下，产品标签应当包含以下信息。

（1）口服止咳药

（i）对于含有341.14（a）（1）中所述的盐酸氯苯达诺的产品。

成人和12岁及以上儿童：口服剂量为25毫克/6~8小时，24小时内不得超过100毫克，或遵从医生指示。6~12岁以下儿童：口服剂量为12.5毫克/6~8小时，24小时内不得超过50毫克，或遵从医生指示。6岁以下儿童：咨询医生。

（ii）对于含有341.14（a）（2）中所述的可待因成分的产品。

成人和12岁及以上儿童：口服剂量为10~20毫克/4~6小时，24小时内不得超过120毫克，或遵从医生指示。6~12岁以下儿童：口服剂量为5~10毫克/4~6小时，24小时内不得超过60毫克，或遵从医生指示。6岁以下儿童：咨询医生。对于6岁以下的儿童，应使用一种特殊的测量仪器来给出该产品的准确剂量。给儿童服用的剂量若高于医生推荐的剂量可能会产生严重的副作用。

(*iii*)对于含有341.14（a）（3）和（4）中所述的右美沙芬或氢溴酸右美沙芬的产品。

剂量相当于氢溴酸右美沙芬。成人和12岁及以上儿童：口服剂量为10~20毫克/4小时，或30毫克/6~8小时。24小时内不得超过120毫克，也可遵从医生指示。6~12岁以下儿童：口服剂量为5~10毫克/4小时，或15毫克/6~8小时，24小时内不得超过60毫克，也可遵从医生指示。2~6岁以下儿童：口服剂量为2.5~5毫克/4小时，或7.5毫克/6~8小时。24小时内不得超过30毫克，也可遵从医生指示。2岁以下儿童：咨询医生。

(*iv*)对于含有341.14（a）（5）中所述的枸橼酸苯海拉明的产品。

成人和12岁以上儿童：口服剂量为38毫克/4小时，24小时内不得超过228毫克，或遵从医生指示。6~12岁以下儿童：口服剂量为19毫克/4小时，24小时内不得超过114毫克，或遵从医生指示。6岁以下儿童：咨询医生。

(*v*)对于含有341.14（a）（6）中所述的盐酸苯海拉明的产品。

成人和12岁以上儿童：口服剂量为25毫克/4小时，24小时内不得超过150毫克，或遵从医生指示。6~12岁以下儿童：口服剂量为12.5毫克/4小时，24小时内不得超过75毫克，或遵从医生指示。6岁以下儿童：咨询医生。

（2）局部镇咳药

(*i*)对于软膏状产品，且含有341.14（b）（1）中所述的樟脑的产品。

该产品含有4.7%~5.3%的樟脑。"【项目符号】请参阅

'使用此产品时'下面的重要警告'"【这句话作为"使用说明"标题下的第一句声明，并以粗体突出显示】【项目符号】成人和2岁及以上儿童:【项目符号】在喉咙和胸部上擦抹厚厚一层;【项目符号】如果需要可用温暖干燥的布盖住。【项目符号】喉咙和胸口处的衣服应适当宽松，使蒸汽能够到达鼻子和嘴;【项目符号】每日至多使用三次或按医生指示使用。【项目符号】2岁以下儿童：咨询医生。

（ii）对于含有341.14（b）（2）中所述的薄荷醇的膏状产品。

该产品含有2.6%~2.8%的薄荷醇。"【项目符号】请参阅'使用此产品时'下面的重要警告'"【这句话作为"使用说明"标题下的第一句声明，并以粗体突出显示】【项目符号】成人和2岁及以上儿童:【项目符号】在喉咙和胸部上擦抹厚厚一层;【项目符号】如果需要可用温暖干燥的布盖住。【项目符号】喉咙和胸口处的衣服应适当宽松，使蒸汽能够到达鼻子和嘴;【项目符号】每日至多使用三次或按医生指示使用。【项目符号】2岁以下儿童：咨询医生。

（iii）对于含有341.14（b）（2）中所述的薄荷醇的含片产品。

该产品含有5~10毫克薄荷醇。成人和2~12岁以下的儿童：让含片在口腔中慢慢溶解。可按需要每小时服用一次或按医生指示服用。2岁以下儿童：咨询医生。

（iv）对于以蒸汽吸入方式使用，且含有341.14（b）（1）中所述的樟脑的产品。

该产品含有6.2%的樟脑。"【项目符号】请参阅'使用此产品时'下面的重要警告'"【这句话作为"使用说明"标题下的第一句声明，并以粗体突出显示】【项目符号】成人和2岁及以上儿童:[根据情况选择下列之一：将配制好的产品直接加入到热蒸汽蒸馏器内的冷水中。【项目符号】每夸脱水使用 1 茶匙的溶液或每品脱水使用 11/2 茶匙的溶液。【项目符号】仅可在热蒸汽蒸馏器中直接将产品加入到冷水中。【项目符号】按照制造商的指示使用蒸馏器或将配制好的产品放到热蒸汽蒸馏器中的药室中（medication chamber）。【项目符号】把水放进蒸馏器并按照生产商的指示使用蒸馏器。【项目符号】将溶液仅放在药室中］。【项目符号】吸入药物蒸气。【项目符号】每日至多使用三次或按医生指示使用。【项目符号】2 岁以下儿童：咨询医生。

（ⅴ）对于以蒸汽吸入方式使用，且含有 341.14（b）（2）中所述的薄荷醇的产品。

该产品含有 3.2% 的薄荷醇。"【项目符号】请参阅'使用此产品时'下面的重要警告'"【这句话作为"使用说明"标题下的第一句声明，并以粗体突出显示】【项目符号】成人和 2 岁及以上儿童：[根据情况选择下列之一：将配制好的产品直接加入到热蒸汽蒸馏器内的冷水中。【项目符号】每夸脱水使用 1 茶匙的溶液或每品脱水使用 11/2 茶匙的溶液。【项目符号】仅可在热蒸汽蒸馏器中直接将产品加入到冷水中。【项目符号】按照制造商的指示使用蒸馏器或将配制好的产品放到热蒸汽蒸馏器中的药室中。【项目符号】把水放进蒸馏器并按照制造商的指示使用蒸馏器。【项目符号】将溶液仅放在药室中。]【项目符号】吸入药物蒸气。【项目符号】每日至多使用三次或按医生指示使用。【项目符号】2 岁以下儿童：咨询医生。

（e）"physician（医生）"一词可在本节的任何标签声明中取代"doctor"一词。

（f）免除一般意外过量警告。

对于含有 341.14（b）（2）中有效成分的镇咳药产品，在上市时须遵守 341.74（d）（2）（iii）的规定，但其标签可以免受本章 330.1（g）对于"标签上需要写上一般警告声明：'万一药品使用意外过量，请立即寻求专业帮助或联系毒物控制中心。'的要求。"但该类产品标签上仍需继续写明本章 330.1（g）一般警告的第一部分，即"将本产品及任何药品放到孩子够不到的地方"。

### Sec.341.76 支气管扩张类药品的标签

（a）身份说明

该产品的标签包含药物的通用名（如果有的话），并将该产品标识为"支气管扩张药"。

（b）适应证

在"适应证"标题下，产品标签需写明以下内容："可以使间歇性哮喘的轻微症状暂时得到缓解：【项目符号】喘息【项目符号】胸闷【项目符号】气短"。根据本章 330.1（c）（2），在符合《联邦食品、药品及化妆品法案》第 502 条有关错误标记，以及第 301（d）条有关禁止将未经批准的新药引进或交付洲际贸易［此行为违反了法案第 505（a）条］的规定的情况下，也可以使用其他真实的、无误导性的说明，用于描述那些仅在本段（b）中列明的适应证。

（c）警告。

在标题"警告"下，产品标签应当包含以下警告。

（1）下列声明应出现在副标题"不要使用"【粗体】之后：

（i）"【项目符号】除非医生确定你患有哮喘。"

（ii）"【项目符号】如果您现在正服用单胺氧化酶抑制剂（MAOI）处方药（用于治疗抑郁症、精神疾病、情绪疾病或帕金森病的药物），或停用 MAOI 药物不足两周；如果您不知道您的处方药中是否含有 MAOI，在服用该产品前请咨询医生或药剂师。"

（2）以下信息应出现在副标题"使用前，询问医生你是否"【粗体】

之后。

"曾因【项目符号】哮喘【项目符号】心脏病【项目符号】高血压【项目符号】糖尿病【项目符号】甲状腺疾病【项目符号】癫痫发作【项目符号】狭角性青光眼【项目符号】精神病或情感疾病【项目符号】前列腺增大而引起的小便困难而住院。"

（3）以下信息应出现在副标题"使用前，请询问医生或药剂师你是否"【粗体】之后。

（i）"【项目符号】为治疗哮喘、肥胖、体重控制、抑郁或精神或情绪问题而服用处方药。"

（ii）"【项目符号】服用任何含有去氧肾上腺素、伪麻黄碱、麻黄碱或咖啡因的药物（如过敏、咳嗽或疼痛）。"

（4）以下信息应出现在副标题"使用本产品时"【粗体】之后。

（i）"【项目符号】你的血压或心率可能会上升。这可能会增加你心脏病发作或中风的风险，并由此导致死亡。"【粗体】

（ii）"【项目符号】你心脏病发作或中风的风险会增加，如果你：【项目符号】有高血压或心脏病史；【项目符号】过度频繁使用本产品或超过推荐剂量"。【粗体】

（iii）"【项目符号】避免含有咖啡因的食物或饮料。"

（iv）"【项目符号】避免食用含有报告或声明中指出的具有刺激性作用的膳食补充剂。"

（5）对于含有 341.16（a）（b）（c）以及（f）（i）中所述的麻黄碱、盐酸麻黄碱、硫酸麻黄碱或盐酸消旋麻黄碱的产品。

（i）以下信息应出现在副标题"哮喘警报：由于哮喘可能危及生命，如果你……请咨询医生"【粗体】之后。

（A）"【项目符号】60 分钟内没有好转。"

（B）"【项目符号】情况变糟。"

（C）"【项目符号】24 小时内，需服用超过 [ 插入药品总剂量，需相当于 150 毫克 ]。"

（D）"【项目符号】一周内有三天及以上时间，日（24 小时）服用药品的总剂量超过 [ 插入药品总剂量，相当于 100 毫克 ]。"

（E）"【项目符号】一周内发生 2 次以上哮喘。"

（F）"这些迹象可能表明你的哮喘正在恶化。"

（G）"【项目符号】这种产品不会像吸入支气管扩张剂那样迅速缓解你的哮喘。"

（ⅱ）"哮喘警告"应出现在任何包含警告的标签上，并应是标题"警告"下的第一个警告声明。

（6）对于含有 341.16（d）（e）和（g）中所述的肾上腺素、酒石酸肾上腺素或盐酸消旋肾上腺素的产品。

（ⅰ）以下信息应出现在副标题"哮喘警报：由于哮喘可能危及生命，如果你……请医生"【粗体】。

（A）"【项目符号】20 分钟内没有好转。"

（B）"【项目符号】情况变糟。"

（C）"【项目符号】24 小时内需要吸入超过 12 次。"

（D）"【项目符号】一周内有三天及以上时间，24 小时需要吸入 9 次以上。"

（E）"【项目符号】一周内发生 2 次以上哮喘。"

（F）"这些迹象可能表明你的哮喘正在恶化。"

（ⅱ）"哮喘警告"应出现在任何包含警告的标签上，并应是标题"警告"下的第一个警告声明。

（ⅲ）对于手持式橡胶球雾化器。

以下声明也应出现在副标题"不要使用"，以及本节（c）（1）段中的其他信息之后："【项目符号】如果产品颜色为棕色或浑浊"。

（7）以下信息应出现在副标题"请停止使用并询问医生，如
果……"【粗体】之后。

（i）"【项目符号】你的哮喘越来越严重（见哮喘警报)。"

（ii）"【项目符号】你入睡困难。"

（iii）"【项目符号】你心跳很快。"

（iv）"【项目符号】你有震颤、紧张或癫痫。"

（d）使用说明。

在标题"使用说明"下，产品标签应当包含以下信息。

（1）对于含有341.16（a）（b）（c）和（f）中所述的麻黄碱、盐酸
麻黄碱、硫酸麻黄碱或盐酸消旋麻黄碱的产品。

（i）"【项目符号】服用剂量不要超过指导说明"【此句作为
"使用说明"下的第一个添加项目符号的声明，并以粗体
形式出现】。

（ii）"【项目符号】成人和12岁以上儿童：口服剂量为
12.5~25毫克/4小时，具体视情况而定，24小时内不得超
过150毫克。"

（iii）"【项目符号】12岁以下儿童：咨询医生。"

（2）对于以手持式橡胶球雾化器方式使用，且含有341.16（d）（e）
（g）中所述的肾上腺素、酒石酸肾上腺素和盐酸消旋肾上腺
素的产品。该成分溶解在水溶液中，应相当于1%肾上腺素的
浓度。

（i）"【项目符号】使用剂量不要超过指导说明"【此句作为
"使用说明"下的第一个添加项目符号的声明，并以粗体
形式出现】。

（ii）"【项目符号】成人和4岁及以上的儿童：按照每3小时
及以上的频率吸入1~3次。24小时内不要使用超过12次。
儿童应在成人监督下使用本产品。"

（iii）"【项目符号】4岁以下儿童：咨询医生"

对于项目符号的定义，请查阅本节 201.66（b）（4）。

## Sec.341.78 祛痰类药品标签

（a）身份说明

产品标签应包含药物的通用名（如果有的话），并将该产品标识为"化痰药"。

（b）适应证

在"适应证"标题下，根据情况，产品标签应写明以下内容："帮助化解痰（黏液）和细支气管分泌物，从而"（选择以下一项或多项："清除支气管里的黏液""引流支气管"和"使止咳效果更明显"）。根据本章 330.1（c）（2），在符合《联邦食品、药品及化妆品法案》第 502 条有关错误标记，以及第 301（d）条有关禁止将未经批准的新药引进或交付洲际贸易［此行为违反了法案第 505（a）条］的规定的情况下，也可以使用其他真实的、无误导性的说明，用于描述那些仅在本段（b）中列明的适应证。

（c）警告

在标题"警告"下，产品标签应当包含以下警告。

（1）"持续咳嗽可能是病情严重的征兆。如果咳嗽持续超过 1 周，倾向于复发，或伴有发热、皮疹或持续头痛等症状，请咨询医生。"

（2）对于标记为成人或 12 岁及以下儿童使用的祛痰药品。

"请勿将本品用于如吸烟、哮喘、慢性支气管炎或肺气肿而引起的持续性或慢性咳嗽，也不要用于伴有过多痰（黏液）的咳嗽。如若出现上述症状，请在医生指导下使用。"

（3）对于标记为仅供 12 岁以下儿童使用的祛痰药品。

"请勿将本品用于哮喘引起的持续性或慢性咳嗽，也不要用于伴有过多痰（黏液）的咳嗽。如若出现上述症状，请在医生指导下使用。"

（d）使用说明

在标题"使用说明"下，产品标签应当包含以下信息。对于含有

341.18 中所述的愈创甘油醚的产品：成人和 12 岁及以上儿童：口服剂量为 200~400 毫克 /4 小时，24 小时内不得超过 2400 毫克。6~12 岁以下儿童：口服剂量为 100~200 毫克 /4 小时，24 小时内不得超过 1200 毫克。2~6 岁儿童：口服剂量为 50~100 毫克 /4 小时，24 小时内不得超过 600 毫克。2 岁以下儿童：咨询医生。

（e）"physician（医生）"一词可在本节的任何标签声明中取代"doctor"一词。

### Sec.341.80 鼻减充血剂的标签

（a）身份说明。

产品标签应包含药物的通用名（如果有的话），并将该产品标识为"鼻减充血剂"。

（b）适应证

在标题"适应证"下，根据情况，产品标签需要写明本节第（b）（1）段中列出的短语（视情况而定），同时可能还包含本节第（b）（2）段中列出的任何其他短语。根据本章 330.1（c）（2），在符合《联邦食品、药品及化妆品法案》第 502 条有关错误标记，以及第 301（d）条有关禁止将未经批准的新药引进或交付洲际贸易［此行为违反了法案第 505（a）条］的规定的情况下，也可以使用其他真实的、无误导性的说明，用于描述那些仅在本段（b）（1）和（b）（2）中列明的适应证。

（1）（选择下列之一："用于暂时缓解鼻塞"或"暂时缓解鼻塞"）
［后可加上本节（b）（1）（i），（ii），（iii）段中的任何一项］。

（i）"由于……引起的"（选择下列之一："普通感冒"或
"感冒"）。

（ii）"由于……引起的"［选择下列之一："花粉热""花粉热
（过敏性鼻炎）"、"花粉热或其他上呼吸道过敏"或"花粉
热或其他上呼吸道过敏（过敏性鼻炎）"］。

（2）除本节（b）（1）段所述信息外，产品标签可包含下列任何
（一项或多项）声明。

（*i*）（选择下列之一："用于暂时缓解"或"暂时缓解"）［选择下列之一："stuffynose""stoppedupnose""nasalstuffiness"或"cloggedupnose"（这里均表示"鼻塞"）]。

（*ii*）（选择下列之一："减少肿胀""消肿"或"帮助清除"）"鼻腔通道；缩小肿胀的黏膜"。

（*iii*）"暂时恢复鼻子呼吸的自由。"

（*iv*）"帮助减轻窦口和窦道充血；暂时缓解鼻窦充血和压力。"

（*v*）"促进鼻腔和（或）鼻窦引流；暂时缓解鼻窦充血和压力。"

（c）警告

在标题"警告"下，产品标签应当包含以下警告。

（1）口服鼻减充血剂

（*i*）对于标记为成人使用的，且含有 341.20（a）（1）~（a）（4）中所述的盐酸去氧肾上腺素、盐酸伪麻黄碱、硫酸伪麻黄碱或重酒石酸去氧肾上腺素的产品。

（A）"不要超过推荐剂量。【首句黑体】如果出现紧张、头晕或失眠，请停止使用并咨询医生。"

（B）"如果症状在 7 天内没有好转或伴有发烧，请咨询医生。"

（C）如果你患有心脏病、高血压、甲状腺疾病、糖尿病或前列腺增大导致的排尿困难，请不要服用本品，除非有医生指示。

（D）药物相互作用预防："如果您现在正服用单胺氧化酶抑制剂（MAOI）处方药（用于治疗抑郁症、精神疾病、情绪疾病或帕金森病的药物），或停用 MAOI 药物不足两周，请不要使用本产品。如果您不知道您的处方药中是否含有 MAOI，在使用该产品前请咨询医生或药剂师。"

（*ii*）对于标记为 12 岁以下儿童使用的，且含有 341.20（a）（1）
～（a）（4）中所述的盐酸去氧肾上腺素、盐酸伪麻黄碱、
硫酸伪麻黄碱或重酒石酸去氧肾上腺素的产品。

（A）"不要超过推荐剂量。【首句黑体】如果出现紧张、
头晕或失眠，请停止使用并咨询医生。"

（B）"如果症状在 7 天内没有好转或伴有发烧，请咨询
医生。"

（C）请不要给患有心脏病、高血压、甲状腺疾病或糖尿
病的孩子服用本品，除非有医生指示。

（D）药物相互作用预防："如果儿童现在正服用单胺氧化
酶抑制剂（MAOI）处方药（用于治疗抑郁症、精神
疾病、情绪疾病或帕金森病的药物），或停用 MAOI
药物不足两周，请不要使用本产品。如果您不知道
您孩子的处方药中是否含有 MAOI，在使用该产品前
请咨询医生或药剂师。"

（*iii*）对于标记为成人和 12 岁以下儿童使用的口服鼻减充血剂。
产品标签应包括本节（c）（1）（i）段所指明的全部警告。

（2）局部鼻减充血剂

（*i*）对于标记为成人使用，且含有 341.20（b）中所述的任何
鼻减充血剂的产品。

（A）"不要超过推荐剂量。"【黑体句】

（B）"本品可能会引起暂时的不适，如烧伤、刺痛、打喷
嚏或鼻涕增多。"

（C）"多人使用该容器可能会传播感染。"

（*ii*）对于标记为成人使用，且以吸入剂型使用，同时含有
341.20（b）（1）中所述的左去氧麻黄碱的产品。

"使用本品请勿超过 7 天。仅按指示使用。频繁或长期使
用可能导致鼻塞复发或恶化。如果症状持续存在，请咨询

医生。"

(*iii*)对于标记为成人使用，且以鼻喷雾剂、滴剂或凝胶方式使用，同时含有 341.20（b）（2）、（b）（3）、（b）（4）、（b）（6）、（b）（7）、（b）（8）、（b）（10）中所述的麻黄碱、盐酸麻黄碱、硫酸麻黄碱、盐酸萘甲唑啉、盐酸羟甲唑啉、盐酸去氧肾上腺素或盐酸赛洛唑啉的产品。

（A）"使用本品请勿超过 3 天。仅按指示使用。频繁或长期使用可能导致鼻塞复发或恶化。如果症状持续存在，请咨询医生。"

（B）"如果你有心脏病、高血压、甲状腺疾病、糖尿病或前列腺增大导致的排尿困难，请不要使用本产品，除非有医生指示。"

(*iv*)对于浓度为 0.05%，且含有 341.20（b）（6）中所述的盐酸萘甲唑啉的产品。

"12 岁以下的儿童请勿使用本品，因为吞咽可能会引起药物镇静。"

(*v*)对于标记为成人使用，且以吸入剂型使用，同时含有 341.20（b）（9）中所述的六氢脱氧麻黄碱的产品。

"使用本品请勿超过 3 天。仅按指示使用。频繁或长期使用可能导致鼻塞复发或恶化。如果症状持续存在，请咨询医生。"

(*vi*)对于标记为 12 岁以下儿童使用，且包含 341.20（b）中所述的任何局部鼻充血剂的产品。

产品标签应包括本节（c）（2）（i）段所指明的全部警告。

(*vii*)对于标记为 12 岁以下儿童使用，且以吸入剂型使用，同时含有 341.20（b）（1）中所述的左去氧麻黄碱的产品。

"使用本品请勿超过 7 天。仅按指示使用。频繁或长期使用可能导致鼻塞复发或恶化。如果症状持续存在，请咨询医生。"

(viii)对于标记为 12 岁以下儿童使用，且以鼻喷雾剂、滴剂或凝胶方式使用，同时含有 341.20（b）（2）、（b）（3）、（b）（4）、（b）（6）、（b）（7）、（b）（8）、（b）（10）中所述的麻黄碱、盐酸麻黄碱、硫酸麻黄碱、盐酸萘甲唑啉、盐酸羟甲唑啉、盐酸去氧肾上腺素或盐酸赛洛唑啉的产品。

（A）"使用本品请勿超过 3 天。仅按指示使用。频繁或长期使用可能导致鼻塞复发或恶化。如果症状持续存在，请咨询医生。"

（B）除非有医生指示，否则不要给患有心脏病、高血压、甲状腺疾病或糖尿病的儿童使用本产品。

(ix)对于标记为 12 岁以下儿童使用，且以吸入剂型使用，同时含有 341.20（b）（9）中所述的六氢脱氧麻黄碱的产品。"使用本品请勿超过 3 天。仅按指示使用。频繁或长期使用可能导致鼻塞复发或恶化。如果症状持续存在，请咨询医生。"

(x)对于标记为供成人和 12 岁以下儿童使用的局部鼻减充血剂产品。

产品标签应包括本节（c）（2）（i）、（c）（2）（ii）、（c）（2）（iii）、（c）（2）（v）段所示的适用警告。

（d）使用说明

在标题"使用说明"下，产品标签应当包含以下信息。

（1）口服鼻减充血剂

(i)对于含有 341.20（a）（1）中所述的盐酸去氧肾上腺素的产品。

成人和 12 岁及以上儿童：口服剂量为 10 毫克/4 小时，24 小时内不得超过 60 毫克。6~12 岁以下儿童：口服剂量为 5 毫克/4 小时，24 小时内不得超过 30 毫克。2~6 岁儿童：口服剂量为2.5毫克/4小时，24小时内不得超过15毫克。2岁以下儿童：咨询医生。

（ii）对于含有341.20（a）（2）和（a）（3）中所述的盐酸伪麻黄碱或硫酸伪麻黄碱的产品。

成人和12岁及以上儿童：口服剂量为60毫克/4~6小时，24小时内不得超过240毫克。6~12岁以下儿童：口服剂量为30毫克/4~6小时，24小时内不得超过120毫克。2~6岁儿童：口服剂量为15毫克/4~6小时，24小时内不得超过60毫克。2岁以下儿童：咨询医生。

（iii）对于含有341.20（a）（4）中所述的重酒石酸去氧肾上腺素的产品。

有关产品剂量，以及产品溶解所需要的用水信息均如下表所示。

| Age 1[1] | Dose 1[1] |
|---|---|
| 成人及12岁及以上儿童 | 15.6毫克/4小时，24小时内不得超过62.4毫克 |
| 6~12岁以下儿童 | 7.8毫克/4小时，24小时内不得超过31.2毫克 |
| 6岁以下儿童 | 咨询医生 |

[1] 标题不需要出现在产品标签上

（2）局部鼻塞剂

（i）对于以吸入剂型使用的，且含有341.20（b）（1）中所述的左去氧麻黄碱的产品。

该产品每800毫升空气中含有0.04~0.150毫克的左去氧麻黄碱。成人：按照每2小时及以上，每个鼻孔吸入2次的频率。6岁至12岁以下儿童（需有成人监督）：按照每2小时及以上，每个鼻孔吸入1次的频率。6岁以下儿童：咨询医生。

（ii）对于含有341.20（b）（2）（3）（4）中所述的麻黄碱、盐酸麻黄碱或硫酸麻黄碱的产品。

（A）滴鼻剂或喷雾剂——对于一个 0.5% 的水溶液。

成人和 12 岁及以上的儿童：按照每 4 小时及以上，每个鼻孔滴 2~3 滴的频率。6 至 12 岁以下儿童（在成人监督下）：按照每 4 小时及以上，每个鼻孔滴 1~2 滴的频率。6 岁以下儿童：咨询医生。

（B）鼻凝胶——含有 0.5% 水分的凝胶。

成人和 6~12 岁以下儿童（在成人的监督下）：在每个鼻孔中放少量凝胶，然后吸入鼻腔中。使用频率不要超过 4 小时一次。

（iii）对于含有 341.20（b）（6）中所述的盐酸萘甲唑啉的产品

（A）滴鼻剂或喷雾剂

· 0.05% 的水溶液：成人和 12 岁以上的儿童：按照每 6 小时及以上，每个鼻孔滴 1~2 滴的频率。不要给 12 岁以下儿童使用，除非有医生指示。

· 0.025% 的水溶液：6 至 12 岁以下儿童（在成人监督下）：按照每 6 小时及以上，每个鼻孔滴 1~2 滴的频率。6 岁以下儿童：咨询医生。

（B）鼻凝胶

· 含有 0.05% 水分的凝胶：成人和 12 岁及以上儿童：在每个鼻孔中放少量凝胶，然后吸入鼻腔中。使用频率不要超过 6 小时一次。不要给 12 岁以下儿童使用，除非有医生指示。

· 含有 0.025% 水分的凝胶：6~12 岁以下儿童（在成人的监督下）：在每个鼻孔中放少量凝胶，然后吸入鼻腔中。使用频率不要超过 6 小时一次。6 岁以下儿童：咨询医生。

（iv）对于含有 341.20（b）（7）中所述的盐酸羟甲唑啉的产品。

（A）滴鼻剂或喷雾剂

·0.05% 的水溶液：成人和 6~12 岁以下儿童（在成人的监督下）：按照每 10~12 小时以上，每个鼻孔滴 2~3 滴的频率。24 小时内使用次数不得超过 2 次。6 岁以下儿童：咨询医生。

·0.025% 的水溶液：其容器中有校准过的滴管或定量喷雾，每三滴或三喷雾剂可以提供不超过 0.027 毫克的氧甲唑啉。

2~6 岁以下儿童（在成人监督下）：按照每 10~12 小时及以上，每个鼻孔滴 2~3 滴的频率。请按照推荐剂量使用【黑体】。24 小时内使用次数不得超过 2 次【黑体】。2 岁以下儿童：咨询医生。

（B）鼻凝胶——对于含有 0.05% 水分的凝胶。

成人和 6~12 岁以下儿童（在成人的监督下）：在每个鼻孔中放少量凝胶，然后吸入鼻腔中。使用频率不要超过 10~12 小时一次。24 小时内使用次数不得超过 2 次。6 岁以下儿童：咨询医生。

（v）对于含有 341.20（b）（8）所述的盐酸去氧肾上腺素的产品。

（A）滴鼻剂或喷雾剂

·1% 的水溶液：成人和 12 岁以上儿童：按照每 4 小时及以上，每个鼻孔滴 2~3 滴的频率。不要给 12 岁以下儿童使用，除非有医生指示。

·0.5% 的水溶液：成人和 12 岁及以上儿童：按照每 4 小时及以上，每个鼻孔滴 2~3 滴的频率。不要给 12 岁以下儿童使用，除非有医生指示。

·0.25% 的水溶液：成人和 6~12 岁以下儿童（在成人的监督下）：按照每 4 小时及以上，每个鼻孔滴

2~3 滴的频率。6 岁以下儿童：咨询医生。

·0.125% 的水溶液：其容器中有校准过的滴管或定量喷雾，每三滴或三喷雾剂可以提供不超过 0.135 毫克的去氧肾上腺素。2~6 岁儿童（在成人监督下）：按照每 4 小时及以上，每个鼻孔滴 2~3 滴的频率。【黑体】请按照推荐剂量使用。2 岁以下儿童：咨询医生。

（B）鼻凝胶

·含有 1% 水分的凝胶：成人和 12 岁及以上儿童：在每个鼻孔中放少量凝胶，然后吸入鼻腔中。使用频率不要超过 4 小时一次。不要给 12 岁以下儿童使用，除非有医生指示。

·含有 0.5% 水分的凝胶：成人和 12 岁及以上儿童：在每个鼻孔中放少量凝胶，然后吸入鼻腔中。使用频率不要超过 4 小时一次。不要给 12 岁以下儿童使用，除非有医生指示。

·含有 0.25% 水分的凝胶：成人和 6~12 岁以下儿童（在成人监督下）：在每个鼻孔中放少量凝胶，然后吸入鼻腔中。使用频率不要超过 4 小时一次。6 岁以下儿童：咨询医生。

（vi）对于以吸入剂型使用的，且含有 341.20（b）（9）中所述的六氢脱氧麻黄碱的产品。该产品每 800 毫升空气中有 0.40~0.50 毫克的六氢脱氧麻黄碱。成人和 6~12 岁以下儿童（在成人监督下）：按照每 2 小时及以上，每个鼻孔滴 2~3 滴的频率。6 岁以下儿童：咨询医生。

（vii）对于含有 341.20（b）（10）中所述的盐酸赛洛唑啉的产品。

（A）滴鼻剂或喷雾剂

·0.1% 的水溶液：成人和 12 岁以上儿童：按照每 8~10 小时及以上，每个鼻孔滴 2~3 滴的频率。不要给 12 岁以下儿童使用，除非有医生指示。

·0.05% 的水溶液：其容器中有校准过的滴管或定量喷雾，每三滴或三喷雾剂可以提供不超过 0.054 毫克的二甲苯甲唑啉。

6~12 岁以下儿童（在成人监督下）：按照每 8~10 小时及以上，每个鼻孔滴 2~3 滴的频率。2~6 岁以下儿童（在成人监督下）：按照每 8~10 小时及以上，每个鼻孔滴 2~3 滴的频率。请按照推荐剂量使用【黑体】。24 小时内使用次数不得超过 3 次【黑体】。2 岁以下儿童：咨询医生。

（B）鼻凝胶

·含有 1% 水分的凝胶：成人和 12 岁以上儿童：在每个鼻孔中放少量凝胶，然后吸入鼻腔中。使用频率不要超过 8~10 小时一次。不要给 12 岁以下儿童使用，除非有医生指示。

·含有 0.05% 水分的凝胶：6~12 岁以下儿童：在每个鼻孔中放少量凝胶，然后吸入鼻腔中。使用频率不要超过 8~10 小时一次。6 岁以下儿童：咨询医生。

（viii）其他必要说明

对于以吸入剂型使用的，且含有 341.20（b）（1）或（b）（9）中所述的左去氧麻黄碱或六氢脱氧麻黄碱的产品。

（A）"这种吸入器在首次使用后的至少 3 个月内有效。"

（B）"保持吸入器紧闭密封。"

### Sec.341.85 被允许的活性成分组合的标签

适用于产品中每种成分的身份声明、适应证、警告和使用说明可以合并使用，以消除重复的词语或短语，从而使最终信息清晰易懂。

（a）身份声明

对于已经具有通用名的组合药物产品，按照 OTC 药品专论中身份声明章节的规定，标签上需要写明该组合药物的通用名，同时还要写明组合产品中每种成分的身份信息；如果组合产品还没有通用名，则需按照OTC药品专论中身份声明章节的规定，在标签上写明组合中每个成分的身份信息即可。除非本段（a）另有说明。

（1）对于341.40（a）（c）（f）（g）（1）（m）（n）（o）（q）（r）中所述的，含有镇痛解热活性成分的组合产品。

本产品的镇痛解热成分应标识为"止痛药"或"镇痛剂（止痛药）"。如果产品也贴上解热标签，那么解热镇痛成分则应被标识为"止痛药－退热药"或"镇痛剂（止痛药）－解热剂（退热药）"。

（2）[保留]

（b）适应证

在标题"适应证"下，需按照OTC药品专论中适应证章节的规定，在产品标签上写明组合中每一种成分的适应证。除非本段（b）另有说明。根据本章330.1（c）（2），在符合《联邦食品、药品及化妆品法案》第502条有关错误标记，以及第301（d）条有关禁止将未经批准的新药引进或交付洲际贸易［此行为违反了法案第505（a）条］的规定的情况下，也可以使用其他真实的、无误导性的说明，用于描述那些仅在OTC药品专论或本段（b）列明的适应证。

（1）对于标有缓解一般咳嗽感冒症状和（或）普通感冒，且含有341.40（a）（c）（f）（g）（1）（m）（n）（o）（q）（r）中所述的解热镇痛活性成分的所允许的组合。

（i）解热镇痛成分的标签需写明"【项目符号】暂时缓解【项目符号】轻微疼痛【项目符号】头痛"和"【项目符号】暂时退烧"。

（ii）咳嗽感冒成分的标签可单独列出，也可与本节（b）（1）（i）段中适应证缓解的部分相结合。

（2）对于标有缓解花粉热／过敏性鼻炎和（或）鼻塞症状，且含有

341.40（a）（c）（f）（g）（m）（q）（r）中所述的解热镇痛活性
成分的所允许的组合。

（*i*）解热镇痛成分的标签需写明"【项目符号】暂时缓解【项
目符号】轻微疼痛【项目符号】头痛"和"【项目符号】
暂时退烧"。

（*ii*）咳嗽感冒成分的适应证包括：341.72（b）（1）或（b）（2）
中抗组胺药物的标签和（或）341.80（b）（1）（*ii*）中鼻
充血减轻剂的标签以及任何其他咳嗽感冒组合成分的标
签。这个标签可单独列出，也可与本节（b）（2）（*ii*）段
中的适应证相结合。

（3）对于标有缓解一般性咳嗽感冒症状和（或）普通感冒以及缓解
花粉热 / 过敏性鼻炎（或）鼻塞症状，且含有 341.40（a）（c）
（f）（g）（m）（q）（r）中所确定的口服解热阵痛活性成分的可
允许的组合。

标签需要说明本节（b）（1）和（b）（2）段中的适应证。

（4）对于含有 341.40（k）（s）（t）（z）（aa）（bb）中所述的口服麻
醉镇痛活性成分的可允许的组合。

应使用本章第 356 部分中麻醉镇痛成分的标签。

（5）对于含有 341.40（u）中所述的樟脑、薄荷醇和桉树油的可允
许的组合。

应使用 341.74（b）中麻醉镇痛成分的标签。

（6）对于含有 341.40（v）中含芳烃的左去氧麻黄碱的许可组合。

应使用 341.80（b）中鼻减充血剂成分的标签。

（7）其他允许的说明。

除本节（b）段所规定的说明外，组合药品的标签可以包含任
何"其他允许的说明"（如有的话），这在 OTC 专论中有明确
规定，但前提是该声明既不能与标签中所规定出现的信息直接
放在一起，也不能以比规定信息更突出更显著的方式占用标签

空间。

（c）警告

在标题"警告"下，需按照 OTC 专论中警告章节的规定，在产品标签上标明组合中每种成分的警告。除非本段（c）另有说明。

（1）用于含有 341.40（f）（g）（1）（m）中所述的止咳药和解热镇痛药的可允许的组合。标签中需要写明以下警告。

（i）对于标签写有仅供成人使用的产品。

应使用以下警告代替 341.74（c）（1）和本章第 343 部分中的警告："请停止使用并询问医生，如果【粗体】:【项目符号】疼痛或咳嗽变得更为严重或持续 7 天以上;【项目符号】发烧更严重或持续 3 天以上;【项目符号】出现红肿或肿胀;【项目符号】出现新的症状;【项目符号】咳嗽复发或出现皮疹或持续头痛。这可能是病情严重的迹象。"

（ii）对于标签写有仅供 12 岁以下儿童使用的产品。

应使用以下警告代替 341.74（c）（3）和本章第 343 部分中的警告："请停止使用并询问医生，如果【粗体】:【项目符号】疼痛或咳嗽变得更为严重或持续 5 天以上;【项目符号】发烧更严重或持续 3 天以上;【项目符号】出现红肿或肿胀;【项目符号】出现新的症状;【项目符号】咳嗽复发或出现皮疹或持续头痛。这可能是病情严重的迹象。"

（iii）对于标签写有供成人和 12 岁以下儿童使用的产品。

应使用以下警告代替 341.74（c）（2）和本章第 343 部分中的警告："请停止使用并询问医生，如果【粗体】:【项目符号】疼痛或咳嗽变得更为严重或持续 5 天（儿童）或 7 天（成人）以上;【项目符号】发烧更严重或持续 3 天以上【项目符号】;出现红肿或肿胀【项目符号】;出现新的症状【项目符号】;咳嗽复发或出现皮疹或持续头痛。这可能是病情严重的迹象。"

（2）对于含有341.40（o）中所述的祛痰药和解热镇痛药的可允许的组合。标签中需要写明以下警告。

（ⅰ）对于标签写有仅供成人使用的产品。

应使用本节（c）（1）（ⅰ）段中的警告，而不是341.78（c）（3）及本章第343部分的警告。

（ⅱ）对于标签写有仅供12岁以下儿童使用的产品。

应使用本节（c）（1）（ⅱ）段中的警告代替341.78（c）（3）及本章第343部分的警告。

（ⅲ）对于标签写有供成人和12岁以下儿童使用的产品。

应使用本节（c）（1）（ⅲ）段中的警告代替341.78（c）（3）及本章第343部分的警告。

（3）对于含有341.40（c）（g）（m）（n）（q）（r）中所述的口服鼻减充血剂和解热镇痛药的可允许组合。标签中需要写明以下警告。

（ⅰ）对于标签写有仅供成人使用的产品。

应使用以下警告代替341.80（c）（1）（ⅰ）（B）和本章第343部分中的警告："请停止使用并询问医生，如果【粗体】:【项目符号】疼痛或鼻塞变得更为严重或持续7天以上;【项目符号】发烧更严重或持续3天以上;【项目符号】出现红肿或肿胀;【项目符号】出现新的症状。"

（ⅱ）对于标签写有仅供12岁以下儿童使用的产品。

应使用以下警告代替341.80（c）（1）（ⅱ）（B）和本章第343部分中的警告："请停止使用并询问医生，如果【粗体】:【项目符号】疼痛或鼻塞变得更为严重或持续5天以上;【项目符号】发烧更严重或持续3天以上;【项目符号】出现红肿或肿胀;【项目符号】出现新的症状。"

（ⅲ）对于标签写有供成人和12岁以下儿童使用的产品。

应使用以下警告代替341.80（c）（1）（ⅲ）和本章第343

部分中的警告："请停止使用并询问医生，如果【粗体】：
【项目符号】疼痛或鼻塞变得更为严重或持续 5 天以上
（儿童）或 7 天以上（成人）；【项目符号】发烧更严重或
持续 3 天以上；【项目符号】出现红肿或肿胀；【项目符号】
出现新的症状。"

（4）对于含有抗组胺剂和口服止咳药的可允许的组合。

标签上注明"使用本产品时【粗体】：【项目符号】可能会引起
明显的嗜睡。"根据本章第 10.30 条的规定，如果提交了足够
的数据，证明与每种活性成分单独使用相比，复合产品不会引
起嗜睡的显著增加，则可从申请书的警告中删除"明显"一
词。申请书及其包含的数据将保存在永久性文件中，以供公众
审查，该文件存于 FDA 的档案管理司（HFA 305）。

（5）对于含有 341.40（u）中所述的樟脑、薄荷醇和桉树油的可允
许的组合。

标签需要写明 341.74（c）中关于局部镇咳成分的警告。

（6）对于含有 341.40（v）中含芳烃的左去氧麻黄碱的许可组合。

标签需要说明 341.80（c）（2）中关于局部鼻塞成分的警告。

（d）使用说明。

在标题"使用说明"下，产品标签上的使用说明需要与 OTC 药物专论
中对每种成分规定的使用说明相一致，除非本节（d）段另有说明。当单个
成分的给药时间间隔或年龄限制不同时，其组合产品的使用说明不得超过
OTC 药物专论中对单个成分规定的最大剂量限制。

（1）对于含有 341.40（k）（s）（t）（w）（x）（y）（z）（aa）（bb）中
所述的液体剂型的麻醉药/镇痛药和（或）缓和剂的可允许的
组合。

标签应写明："【可选的，项目符号】漱口、快速漱口，或者在
嘴里保持至少 1 分钟，然后吞咽下去。不要吐出来。"

（2）对于含有 341.40（u）中所述的樟脑、薄荷醇和桉树油的可允

许的组合。

标签需要写明 341.74（d）中关于局部镇咳成分的使用说明。

（3）对于含有 341.40（v）中含芳烃的左去氧麻黄碱的可允许的组合。

标签需要写明 341.80（d）（2）（*i*）和（d）（2）（*viii*）中关于局部鼻减充血剂成分的使用说明。

### Sec.341.90 专业标签

提供给通用名专业医务人员（非公众）的产品标签，可能需要包含以下含有下列活性成分的产品的附加剂量信息。

（a）对于含有 341.16（a）（b）（c）和（f）中所述的麻黄碱、盐酸麻黄碱、硫酸麻黄碱或盐酸消旋麻黄碱的产品。

6~12 岁以下儿童：口服剂量为 6.25~12.5 毫克 /4 小时，24 小时不超过 75 毫克。2~6 岁以下儿童：口服剂量为 0.3~0.5 毫克 / 公斤体重 /4 小时，24 小时内不得超过 2 毫克 / 公斤体重。

（b）对于含有 341.14（a）（1）中所述的盐酸氯苯达诺的产品。

2~6 岁以下儿童：口服剂量为 12.5 毫克 /6~8 小时，24 小时内不要超过 50 毫克。

（c）对于含有 341.14（a）（2）中所述的可待因成分的产品。

（1）2~6 岁以下儿童：口服剂量为每天 1 毫克 / 公斤体重，分四次等量服用。各年龄层的平均体重也可用于确定剂量，具体如下。2 岁儿童（平均体重 12kg），口服剂量为 3 毫克 /4~6 小时，24 小时内不得超过 12 毫克；3 岁儿童（平均体重 14kg），口服剂量为 3.5 毫克 /4~6 小时，24 小时内不得超过 14 毫克；4 岁儿童（平均体重 16kg），口服剂量为 4 毫克 /4~6 小时，24 小时内不超过 16 毫克；5 岁儿童（平均体重 18kg），口服剂量为 4.5 毫克 /4~6 小时，24 小时内不超过 18 毫克。生产商必须将这些特定产品的剂量与本节第（c）（3）段讨论的校准测量装置的使用联系起来。如果按照年龄来确定剂量，使用说明中必须包括对低体重儿童减少使用剂量方面的指导。

（2）应指示家长，在给孩子服用药物时，应取得并使用一个经过校准的量度仪器。在测定剂量时要格外小心，不要超过每日推荐的剂量。

（3）在给2~6岁以下儿童用药时，配药装置（例如按年龄或重量校准过的滴管）应与产品一起装配，以防止因剂量测定不当而引起的过量风险。

（4）2岁以下儿童不建议使用可待因。2岁以下的儿童可能更容易受到可待因的呼吸抑制作用，包括呼吸停止昏迷和死亡。

（d）当作为单一成分产品使用，且含有341.18中所述的愈创甘油醚时，以下的标签说明可以使用。

"有助于缓解慢性支气管炎患者的痰和细支气管分泌物。"

（e）对于含有341.12（a）中所述的马来酸溴苯那敏的产品。

2~6岁以下儿童：口服剂量为1毫克/4~6小时，24小时不超过6毫克。

（f）对于含有341.12（b）中所述的盐酸氯氰嗪的产品。

6~12岁以下儿童：口服剂量为12.5毫克/6~8小时，24小时不超过37.5毫克。2~6岁以下儿童：口服剂量为6.25毫克/6~8小时，24小时内不超过18.75毫克。

（g）对于含有341.12（c）中所述的马来酸氯苯那敏的产品。

2~6岁以下儿童：口服剂量为1毫克/4~6小时，24小时不超过6毫克。

（h）对于含有341.12（d）中所述的马来酸右溴苯那敏的产品。

2~6岁以下儿童：口服剂量为0.5毫克/4~6小时，24小时不超过3毫克。

（i）对于含有341.12（e）中所述的马来酸右氯苯那敏的产品。

2~6岁以下儿童：口服剂量为0.5毫克/4~6小时，24小时不超过3毫克。

（j）对于含有341.12（f）中所述的枸橼酸苯海拉明的产品。

2~6岁以下儿童：口服剂量为9.5毫克/4~6小时，24小时不超过57毫克。

（k）对于含有341.12（g）中所述的盐酸苯海拉明的产品。

2~6 岁以下儿童：口服剂量为 6.25 毫克 /4~6 小时，24 小时不超过 37.5 毫克。

（1）对于含有 341.12（小时）中所述的琥珀酸多西拉敏的产品。

2~6 岁以下儿童：口服剂量为 1.9~3.125 毫克 /4~6 小时，24 小时不超过 18.75 毫克。

（m）对于含有 341.12（i）中所述的酒石酸苯茚胺的产品。

2~6 岁以下儿童：口服剂量为 6.25 毫克 /4~6 小时，24 小时不超过 37.5 毫克。

（n）对于含有 341.12（j）中所述的马来酸非尼拉敏的产品。

2~6 岁以下儿童：口服剂量为 3.125~6.25 毫克 /4~6 小时，24 小时不超过 37.5 毫克。

（o）对于含有 341.12（k）中所述的马来酸吡拉明的产品。

2~6 岁以下儿童：口服剂量为 6.25~12.5 毫克 /6~8 小时，24 小时不超过 50 毫克。

（p）对于含有 341.12（1）中所述的盐酸松齐拉敏的产品。

2~6 岁以下儿童：口服剂量为 12.5~25 毫克 /4~6 小时，24 小时不超过 150 毫克。

（q）对于含有 341.12（m）中所述的盐酸曲普利啶的产品。

4~6 岁以下儿童：口服剂量为 0.938 毫克 /4~6 小时，24 小时内不超过 3.744 毫克。2~4 岁以下儿童：口服剂量为 0.625 毫克 /4~6 小时，24 小时内不超过 2.5 毫克。4 个月婴儿至 2 岁以下：口服剂量为每 0.313 毫克 /4~6 小时，24 小时内不超过 1.252 毫克。

（r）对于含有 341.14（a）（5）中所述的枸橼酸苯海拉明的产品。

2~6 岁以下儿童：口服剂量为 9.5 毫克 /4 小时，24 小时不超过 57 毫克。

（s）对于含有 341.14（a）（6）中所述的盐酸苯海拉明的产品。

2~6 岁以下儿童：口服剂量为 6.25 毫克 /4 小时，24 小时不超过 37.5 毫克。

## 二、镇痛、解热、抗风湿药品专论

CFR 343—人用非处方镇痛、解热、抗风湿药品

**联邦法规**
**第五卷第 21 篇**
2018 年 4 月 1 日修订
引用：21CFR343

## 21 篇 – 食品药品
## 第 I 章 –– 美国食品药品管理局
## 卫生与人类服务部
## D 分章 –– 人用药品

**PART 343 人用非处方镇痛、解热、抗风湿药品**

**Subpart A–– 总则**

**Sec. 343.1 范围**

（a）一个适合口服的非处方解热镇痛类药品，如果符合本部分的所有条件以及本章 330.1 中所规定的所有一般条件，则通常被认为是安全有效，且标记正确的。

（b）除另有说明外，本部分提及的"联邦法规"中监管部分的规定具体是指第 21 篇第一章。

**Sec. 343.3 定义**

本节所涉及的定义如下。

解热镇痛药：一种用来减轻疼痛和退烧的药物。

心血管药：一种用于预防缺血性事件的药物。

风湿药：一种用来治疗风湿性疾病的药物。

**Subpart B–– 活性成分**

**Sec. 343.10 [ 保留 ]**

**Sec. 343.12 心血管药活性成分**

（a）阿司匹林。

（b）缓冲剂型的阿司匹林。

本节（a）段所述的阿司匹林可与本章 331.11 所述的任何抗酸成分进行缓冲，前提是：按照《美国药典》23/《国家处方集》18 中规定的程序进行测量，每 325 毫克阿司匹林的成品至少要含有 1.9 毫克当量的酸中和能力。

**Sec. 343.13 风湿药活性成分**

（a）阿司匹林。

（b）缓冲剂型的阿司匹林。

本节（a）段所述的阿司匹林可与本章331.11所述的任何抗酸成分进行缓冲，前提是：按照《美国药典》23/《国家处方集》18中规定的程序进行测量，每325毫克阿司匹林的成品至少要含有1.9毫克当量的酸中和能力。

### Sec. 343.20 [保留]

### Sec. 343.22 用于治疗心血管 - 风湿病的允许的活性成分组合

含阿司匹林的组合必须符合343.90中规定的可接受的溶出试验标准。以下组合是被允许的：343.12和343.13中所述的阿司匹林可与本章331.11中所述的任何一种抗酸成分相结合，或者与本章331.10（a）中允许的任何一种抗酸组合相结合，前提是成品应符合本章331.10的要求，且以溶液形式上市。

### Subpart C--Labeling 标签

### Sec. 343.50–343.60 [保留]

### Sec. 343.80 专业标签

为专业医务人员（非公众）编写的非处方药产品的标签应包括以下内容。

对于含有343.12和343.13中所述的阿司匹林的产品，或含有343.22中所述的允许组合的产品［这些产品必须符合《美国药典》（USP）343.90中有关溶解或药物释放的标准］。

在标题"综合处方信息"和副标题"说明""临床药理学""临床研究""动物毒理学""适应证和用法""禁忌证""警告""预防措施""不良反应""药物滥用和依赖""过量服用""剂量和用法""包装方式"下，产品标签应包含如下以准确语言描述和指定顺序排列的处方信息。

综合处方信息

说明

［填上药物的商品名和通用名（如有）、剂型（其后加上"口服用药"一词）、有效成分的通用名和每剂量单位的数量、如果单次推荐剂量的钠含量为5毫克或更多时，则需标注每剂量单位的钠总含量（毫克）、任何可能引

起超敏反应的非活性成分的通用名（按字母顺序排列）、药物的药理或治疗类别、药物的化学名称和结构式］阿司匹林是一种无臭的白色针状结晶或粉状物质。当暴露在潮湿的环境中，阿司匹林会水解成水杨酸和醋酸，并散发出一种醋味。它具有高脂溶性，微溶于水。

临床药理学

作用机制：与其他水杨酸衍生物相比，阿司匹林更能有效抑制前列腺素合成和血小板聚集。通常认为由于阿司匹林分子上的乙酰基，阿司匹林和水杨酸存在活性差异。乙酰基负责通过乙酰化使环氧合酶失活。

药代动力学

吸收：一般来说，立即释放的阿司匹林会被胃肠道完全吸收。吸收后，阿司匹林被水解成水杨酸，在给药后 1~2 小时内会出现血浆水杨酸峰值（见药代动力学 – 代谢）。胃肠道的吸收率取决于剂型、有无食物、胃的 pH 值（有无胃肠抗酸剂或缓冲剂）和其他生理因素。肠溶阿司匹林产品会被胃肠道不稳定地吸收。

分布：水杨酸广泛分布于身体的所有组织和体液中，包括中枢神经系统（CNS）、母乳和胎儿组织。血浆、肝、肾皮质、心脏和肺中的浓度最高。蛋白质与水杨酸盐的结合依赖于浓度，即是非线性的。在低浓度下 [<100 微克 / 毫升（微克 / 毫升）]，约 90% 的血浆水杨酸盐与白蛋白结合，而在较高浓度下（>400 微克 / 毫升），只有约 75% 的血浆水杨酸盐与白蛋白结合。水杨酸过量（水杨酸中毒）的早期症状，包括耳鸣，会出现在血浆浓度接近 200 微克 / 毫升时。浓度 >400 微克 / 毫升时会产生严重中毒现象（见不良反应和过量使用）。

代谢：阿司匹林在血浆中被迅速水解成水杨酸，因此在服用 1~2 小时后，基本上无法检测到血浆中的阿司匹林。水杨酸主要在肝脏中代谢，并形成水杨酸、酚性葡萄糖醛酸、酰基葡萄糖醛酸和一些次要代谢物。水杨酸的血浆半衰期约为 6 小时。由于肝脏代谢形成水杨酸和酚醛葡萄糖醛酸的能力有限，因此水杨酸盐代谢是饱和的，并且在血清浓度较高的情况下，全身清除率降低。如果是中毒剂量（10~20g），水杨酸的血浆半衰期可能延长到 20

小时以上。

排泄：水杨酸的消除遵循零级药代动力学（即药物的消除率与血浆浓度成正比）。原型药物的肾排泄取决于尿液的 pH 值。当尿液的 pH 值高于 6.5 时，游离水杨酸的肾脏清除率从 <5% 增加到 >80%。尿液碱化是水杨酸过量治疗中的一个关键概念（见过量使用）。按照治疗剂量，约有 10% 代谢产物以水杨酸的形式排泄在尿液中，75% 以水杨尿酸的形式排泄，10% 以苯酚、5% 以酰基葡萄糖醛酸的形式排泄在尿液中。

药效学

阿司匹林通过不可逆地抑制前列腺素环氧化酶影响血小板聚集。这种作用可以延续血小板的生命，并阻止血小板聚集因子血栓素 A2 的形成。非乙酰化水杨酸盐对此酶无抑制作用，也不影响血小板聚集。在稍高的剂量下，阿司匹林可逆地抑制前列腺素 I2（前列环素）的形成，这是一种动脉血管扩张剂，能抑制血小板聚集。

高剂量阿司匹林是一种有效的消炎药，部分原因是其通过抑制周围组织中的环氧化酶来抑制炎症介质。体外研究表明，其他炎症介质也可能被阿司匹林抑制，然而确切的作用机制尚未阐明。正是这种大剂量使用对周围组织环氧化酶活性的非特异性抑制导致了其主要副作用——胃刺激的发生（见不良反应）。

临床研究

缺血性脑卒中及短暂性脑缺血发作（TIA）：在对因纤维蛋白性血小板栓塞或缺血性脑卒中引起 TIA 的患者进行临床试验时，已证明阿司匹林能够显著降低中风或死亡复合终点的风险，同时能降低约 13%~18%TIA、中风或死亡复合终点的风险。

疑似急性心肌梗死（MI）：在对 17187 名疑似急性心肌梗死的患者进行的阿司匹林、链激酶以及阿司匹林链激酶联合治疗的多中心大型研究中，阿司匹林治疗使血管性死亡的风险降低了 23%。阿司匹林还被证明对服用溶栓剂的患者有额外的益处。

预防复发性心肌梗死和不稳定型心绞痛：这些适应证得到了 6 项大型、

随机、多中心、安慰剂对照试验的结果支持（这些试验主要是针对患有心肌梗死的男性患者），以及 1 项针对不稳定型心绞痛患者的随机安慰剂对照研究的结果支持。心肌梗死患者在服用阿司匹林后，死亡和（或）非致命性再梗死复合终点的风险率显著降低（约 20%）。不稳定型心绞痛患者在服用阿司匹林后，相关风险率从安慰剂组的 10% 降至 5%。

慢性稳定型心绞痛：在一项旨在评估阿司匹林对慢性稳定型心绞痛患者心肌梗死预防作用的随机、多中心、双盲试验中，阿司匹林显著降低了 34% 非致命性心肌梗死、致命性心肌梗死和猝死的主要复合终点。与血管相关的次要终点事件（首次发生心肌梗死、中风或血管性死亡）也得到显著降低（32%）。

血运重建术：大多数接受冠状动脉血运重建手术的患者已经出现了阿司匹林适用的症状性冠状动脉疾病。同样，足以需要进行颈动脉内膜切除术的颈动脉分叉病变患者可能已经出现需要使用阿司匹林的早期症状。如果已经出现适用阿司匹林的先兆症状，则建议接受血运重建手术的患者服用阿司匹林。

风湿病：在对类风湿性关节炎、幼年类风湿性关节炎、强直性脊柱炎和骨关节炎患者的临床研究中，已证明阿司匹林对控制各项临床疾病活动指标方面均有效。

动物毒理学

急性口服半致死剂量对大鼠而言约为 1.5 克/千克，小鼠约为 1.1 克/千克。长期大剂量给药的啮齿动物会出现肾乳头坏死和尿浓缩能力下降。剂量依赖性胃黏膜损伤发生在大鼠和人类身上。哺乳动物可能会出现与胃肠道症状、循环效应和中枢神经系统抑制相关的阿司匹林中毒（见过量使用）。

适应证及用法用量

血管适应证（缺血性卒中、短暂性脑缺血发作、急性心肌梗死、预防心肌梗死复发、不稳定型心绞痛和慢性稳定型心绞痛）：阿司匹林的作用是：①降低因纤维蛋白血小板栓子引起的缺血性卒中或短暂脑缺血患者的死亡和非致命性卒中的联合风险；②降低疑似急性心肌梗死患者的血管性死亡风险；

③降低患有心肌梗死或不稳定心绞痛患者的死亡和非致命性心肌梗死的联合风险；④降低慢性稳定型心绞痛患者心肌梗死和猝死的联合风险。

血运重建术［冠状动脉搭桥术（CABG），经皮冠状动脉腔内成形术（PTCA），颈动脉内膜切除术］：如果接受过血运重建手术的患者（如冠状动脉搭桥术、PTCA 或颈动脉内膜切除术）出现了阿司匹林使用的先兆症状，则可以使用阿司匹林进行治疗。

风湿病适应证［类风湿性关节炎、幼年类风湿性关节炎、脊椎关节炎、骨关节炎，系统性红斑狼疮（SLE）的关节炎和胸膜炎］：阿司匹林用于缓解类风湿性关节炎、幼年类风湿性关节炎、骨关节炎、脊椎关节炎以及与SLE 相关的关节炎和胸膜炎的体征和症状。

禁忌证

过敏：已知对非甾体类抗炎药物过敏的患者，以及哮喘、鼻炎和鼻息肉综合征患者，禁止使用阿司匹林。阿司匹林可引起严重荨麻疹、血管性水肿或支气管痉挛（哮喘）。

瑞氏综合征：阿司匹林不应该用于儿童或青少年的病毒感染，无论是其否发烧。因为在某些病毒性疾病中同时使用阿司匹林会有患瑞氏综合征的风险。

警告

酒精警告：每天饮用三杯或三杯以上酒精饮料的患者在服用阿司匹林时，应被告知在服用阿司匹林的同时，长期大量饮酒会导致出血的风险。

凝血异常：即使是低剂量的阿司匹林也会抑制血小板功能，导致出血时间增加。这可能对遗传性（血友病）或获得性（肝病或维生素 K 缺乏）出血障碍患者产生不利影响。

胃肠道副作用：胃肠道副作用包括胃痛、胃灼热、恶心、呕吐和胃肠道大量出血。上消化道的轻微症状（如消化不良）是常见的，并且在治疗过程中随时都可能发生。即使患者以前没有胃肠道症状，医生仍应保持警惕，以防出现溃疡和出血的迹象。医生应该告知病人胃肠道副作用的体征和症状，以及如果发生这些副作用该采取什么措施。

消化性溃疡：有活动性消化性溃疡病史的患者应避免使用阿司匹林，因为阿司匹林会引起胃黏膜刺激和出血。

注意事项

概述

肾功能衰竭：严重肾功能衰竭（肾小球滤过率小于10毫升/分钟）患者应避免服用阿司匹林。

肝功能不全：严重肝功能不全患者应避免服用阿司匹林

限钠饮食：保钠状态的患者，如充血性心力衰竭或肾功能衰竭，应避免服用含钠阿司匹林缓冲制剂，因为它们的钠含量很高。

实验室试验

阿司匹林与肝酶升高、血尿素氮升高、血肌酐升高、高钾血症、蛋白尿和出血时间延长有关。

药物相互作用

血管紧张素转换酶（ACE）抑制剂：由于阿司匹林对肾素－血管紧张素转换途径的间接影响，ACE抑制剂低钠和降压作用可能会随着阿司匹林的使用而减弱。

乙酰唑胺：同时使用阿司匹林和乙酰唑胺可导致乙酰唑胺的血清浓度（和毒性）升高，因为二者在肾小管会竞争分泌。

抗凝治疗（肝素和华法林）：由于药物与药物的相互作用以及对血小板的影响，接受抗凝治疗的患者出血风险有所增加。阿司匹林可以取代华法林蛋白结合位点，导致凝血酶原时间和出血时间的延长。阿司匹林可提高肝素的抗凝活性，增加出血风险。

抗惊厥药：水杨酸可取代蛋白结合苯妥英钠和丙戊酸，导致苯妥英钠总浓度下降，血清丙戊酸水平升高。

β受体阻滞剂：β受体阻滞剂的降压作用可能会由于同时服用阿司匹林而降低，这是因为肾前列腺素受到抑制，从而导致肾血流量减少、盐和液体滞留。

利尿剂：患有潜在肾脏或心血管疾病的患者在使用利尿剂时，其作用效果可能会由于同时服用阿司匹林而降低，这是因为肾前列腺素受到抑制，导致肾血流量减少，盐和液体滞留。

甲氨蝶呤：水杨酸盐可抑制肾脏对甲氨蝶呤的清除作用，导致骨髓毒性，特别是在老年人或肾功能受损者中。

非甾体类抗炎药（NSAID's）：应避免同时使用阿司匹林和其他非甾体类抗炎药，因为这可能增加出血或导致肾功能下降。

口服降糖药：适量阿司匹林会提高口服降糖药的疗效，导致低血糖症。

排尿酸药（丙磺舒和磺吡酮）：水杨酸盐会拮抗排尿酸药促进尿酸排泄的作用。

致癌、致突变、生育力受损：在大鼠饲料中以 0.5% 的剂量给药 68 周不会致癌。在艾姆斯沙门氏菌检测中，阿司匹林没有致突变作用；然而，阿司匹林确实会在培养的人成纤维细胞中引起染色体畸变。阿司匹林抑制大鼠排卵（见怀孕）。

怀孕：孕妇只应在有明确需要时才服用阿司匹林。由于已知的非甾体抗炎药对胎儿心血管系统（动脉导管闭合）的影响，应避免在妊娠晚期使用。水杨酸产品也与母婴止血机制的改变、婴儿出生体重的降低以及围产儿死亡率有关。

临产和分娩：在分娩前 1 周及分娩期间应避免服用阿司匹林，因为它会导致分娩时大量失血。据报道，妊娠期和分娩期会由于前列腺素抑制而延长。

哺乳期母亲：哺乳期母亲应避免使用阿司匹林，因为水杨酸会在母乳中排出。高剂量使用可能会导致哺乳期婴儿出现皮疹、血小板异常和出血。

儿科使用：儿童类风湿性关节炎的推荐剂量是基于严格控制的临床研究。在分次给药中，初始剂量为 90~130 毫克/（千克×天），并根据抗炎效果的需要增加剂量（目标血浆水杨酸水平为 150~300 毫克/毫升），这种方式是有效的。高剂量时（即血浆浓度大于 200 毫克/毫升），毒性发生率会增加。

不良反应

许多由于服用阿司匹林所引起的不良反应都与剂量有关。以下是文献中报告的不良反应列表（见警告）。

全身：发烧、体温过低、口渴。

心血管：心律失常、低血压、心动过速。

中枢神经系统：躁动、脑水肿、昏迷、神志不清、头晕、头痛、硬膜下或颅内出血、嗜睡、癫痫。

体液及电解质：脱水、高钾血症、代谢性酸中毒、呼吸性碱中毒。

胃肠道：消化不良、消化道出血、溃疡穿孔、恶心、呕吐、肝酶短暂升高、肝炎、瑞氏综合征、胰腺炎。

血液：凝血酶原时间延长、弥散性血管内凝血、凝血障碍、血小板减少。

超敏反应：急性过敏反应、血管性水肿、哮喘、支气管痉挛、喉部水肿、荨麻疹。

肌肉骨骼：横纹肌溶解。

代谢：低血糖（儿童），高血糖。

生殖：妊娠和分娩时间延长、死产、低出生体重婴儿、产前和产后出血。

呼吸系统：呼吸亢进、肺水肿、呼吸急促。

特殊感觉：听力丧失、耳鸣。高频率听力丧失的患者可能难以感知耳鸣。在这些患者中，耳鸣不能作为水杨酸中毒的临床指标。

泌尿生殖：间质性肾炎、乳头状坏死、蛋白尿、肾功能不全、肾功能衰竭。

药物滥用和依赖

阿司匹林是非麻醉性的。目前尚不存在与使用阿司匹林相关的药物成瘾可能性。

药物过量

水杨酸中毒可能是由急性摄入（过量）或慢性中毒引起。在血浆浓度接近 200 毫克 / 毫升时，会出现水杨酸过量（水杨酸中毒）的早期症状（包括耳鸣）。血浆中阿司匹林浓度超过 300 毫克 / 毫升被确认为是有毒的，400 毫克 / 毫升以上则产生严重毒性（见临床药理学）。成人服用阿司匹林的单一致死剂量尚不确定，但预计死亡剂量为 30 克。如果确认或怀疑服用过量，应立即联系毒物控制中心。谨慎的医疗管理是必不可少的。

体征和症状：急性过量服用时，可能会出现严重的酸碱和电解质紊乱，并伴有高热和脱水。当出现换气过度时，会先产生呼吸性碱中毒，随后很快会变成代谢性酸中毒。

治疗：治疗主要包括保护重要器官的功能，促进水杨酸的消除，以及纠正酸碱紊乱。建议在过量摄入后尽快排空和（或）洗胃，即使患者有自发性呕吐。在灌洗和（或）呕吐之后，如果药品摄入时间少于 3 小时，将活性炭以浆状形式给药会对身体有益。呕吐和灌洗之前，不应使用活性炭吸附。

阿司匹林中毒的严重程度是通过测定血水杨酸水平来确定的。应当密切关注体内的酸碱状态，并对血气和血清 pH 值进行连续测量，还应保持体液和电解质的平衡。

在严重情况下，体温过高和低血容量会对生命造成主要的直接威胁。孩子们应该用温水擦洗。补充液应静脉输注，并配合纠正酸中毒。如果肾功能正常，应监测血浆电解质和 pH 以使用强迫碱性利尿促进水杨酸的排出。为了控制低血糖症，可能需要输注葡萄糖。

可采用血液透析和腹膜透析来降低体内药物含量。肾功能不全或危及生命的中毒患者，通常需要进行透析。婴儿和幼儿可能需要交换输血。

剂量和用法

若患者的液体摄入量没有受限，每一剂量的阿司匹林都需用一大杯水送服。消炎止痛剂量应个体化。当阿司匹林高剂量使用时，耳鸣可作为血浆水杨酸盐水平升高的临床标志，但高频听力损失患者除外。

缺血性中风和短暂性脑缺血发作：50~325 毫克，每天一次。需要无限期持续治疗。

疑似急性心肌梗死：一旦怀疑为心肌梗死，立即给予初始剂量 160~162.5 毫克。梗死后的 30 天内，应每天给予 160~162.5 毫克的维持剂量。30 天后，应基于为预防复发性心肌梗死的用法用量来考虑进一步的治疗。

预防复发性心肌梗死：75~325 毫克，每天一次。需要无限期持续治疗。

不稳定型心绞痛：75~325 毫克，每天一次。需要无限期持续治疗。

慢性稳定型心绞痛：75~325 毫克，每天一次。需要无限期持续治疗。

CABG（冠状动脉旁路移植术）：术后 6 小时开始，每日 325 毫克。术后持续治疗 1 年。

PTCA（经皮经腔冠脉成形术）：术前 2 小时应给予 325 毫克的初始剂量。维持剂量为每天 160~325 毫克。需要无限期持续治疗。

颈动脉内膜剥脱术：手前开始服用，推荐剂量为每日一次 80 毫克至每日两次 650 毫克。需要无限期持续治疗。

类风湿关节炎：初始剂量为每天 3 克，分次服用。当目标血浆水杨酸水平为 150~300 毫克 / 毫升时，可根据需要增加剂量以增强抗炎效果。在高剂量（即血浆浓度大于 200 毫克 / 毫升）时，毒性发生率增加。

青少年类风湿性关节炎：初始剂量为每天 90~130 毫克 / 千克，分次服用。当目标血浆水杨酸水平为 150~300 毫克 / 毫升时，可根据需要增加剂量以增强抗炎效果。在高剂量（即血浆浓度大于 200 毫克 / 毫升）时，毒性发生率增加。

脊椎关节病：分次服用，每日最多 4 克。

骨关节炎：分次服用，每日最多 3 克。

系统性红斑狼疮性关节炎和胸膜炎：初始剂量为每日 3 克，分次服用。当目标血浆水杨酸水平为 150~300 毫克 / 毫升时，可根据需要增加剂量以增强抗炎效果。在高剂量（即血浆浓度大于 200 毫克 / 毫升）时，毒性发生率增加。

包装方式

[根据 201.57（k）（1）、（k）（2）、（k）（3）的要求，填写有关剂型的具体信息、剂型浓度、一般可得剂型的单位以及便于识别剂型的信息] 储存在 25 摄氏度（77 华氏度）的密封容器中；温度允许偏移至 15~30 摄氏度（59~86 华氏度）。

修订版：1998 年 10 月 23 日。

除本节（a）（1）段所要求的标示外，专业标签还可包括以下用准确语言和准确格式提供的处方信息要点，但需要与本节（a）（1）条所要求的综合处方信息一起使用。

| 处方信息要点 | 妊娠期使用警告 |
|---|---|
| 阿司匹林（制剂）<br>（乙酰水杨酸） | 孕妇只应在明确需要时服用阿司匹林。由于已知非甾体抗炎药物对胎儿心血管系统（动脉导管闭合）的影响，应避免在妊娠晚期使用。水杨酸盐产品也与孕产妇和新生儿止血机制的改变、出生体重下降和围产期死亡率有关。水杨酸盐是通过母乳排出的（请参阅综合处方信息"注意事项"部分的"怀孕、分娩和哺乳"） |
| **专业适应证和用法**<br>**血管适应证：**<br>·缺血性脑卒中与短暂性缺血发作（TIA）<br>·疑似急性心肌梗死（MI）<br>·心肌梗死复发的预防<br>·不稳定型心绞痛<br>·慢性稳定型心绞痛 | |

**患者的血管重建程序：**

·冠状动脉旁路移植术（CABG）

·经皮腔冠状动脉移植术（PTCA）

·颈动脉内膜剥离术

| **风湿免疫疾病适应证：**<br>·类风湿关节炎<br>·青年类风湿性关节炎<br>·脊柱关节病<br>·骨关节炎<br>·系统性红斑狼疮（SLE）的关节炎和胸膜炎 | 有既往病史的患者，需要服用阿司匹林。参见《处方信息》中"适应证和用法"和"临床研究"章节中的"血管重建程序" |
|---|---|

**用法用量**

总则：除非有禁忌，每一剂量应与一整杯水一起服用。根据不同的适应症，可能需要个体化剂量。

| 适应证 | 推荐日剂量 | 治疗周期 |
|---|---|---|
| **血管适应证：** | | |
| 缺血性脑卒中与短暂性缺血发作（TIA） | 每日 50~325 毫克 | 无限制 |
| 疑似急性心肌梗死（MI） | 160~162.5 毫克；怀疑梗死便服用；一日一次 | 心肌梗死后 30 天（30 天后根据既往心肌梗死的适应证考虑进一步治疗） |
| 心肌梗死复发的预防 | 每日 75~325 毫克 | 无限制 |
| 不稳定型心绞痛 | 每日 75~325 毫克 | 无限制 |
| 慢性稳定型心绞痛 | 每日 75~325 毫克 | 无限制 |
| **患者的血管重建程序：** | | |
| 冠状动脉旁路移植术（CABG） | 每日 325 毫克，术后六小时开始使用 | 一年 |
| 经皮腔冠状动脉移植术（PTCA） | 325 毫克，术前两小时开始使用；维持治疗：每日 160~325 毫克 | 无限制 |
| 颈动脉内膜剥离术 | 每日 80 毫克到 650 毫克，每天两次，术前开始使用 | 无限制 |
| **风湿免疫疾病适应证：** | | |
| 类风湿关节炎 | 初始剂量每日 3 克，血浆水杨酸靶水平 150~300 微克 / 毫升 | 如上述 |
| 青年类风湿性关节炎 | 初始剂量 90~130 毫克 / 公斤 / 天，血浆水杨酸靶水平 150~300 微克 / 毫升 | 如上述 |
| 脊柱关节病骨关节炎 | 每日最多 4 克 | 如上述 |
| 骨关节炎 | 每日最多 3 克 | 如上述 |
| 系统性红斑狼疮（SLE）的关节炎和胸膜炎 | 初始剂量每日 3 克，血浆水杨酸靶水平 150~300 微克 / 毫升 | 如上述 |

续表

| 禁忌证 | 警告 |
|---|---|
| 阿司匹林禁用于已知对非甾体抗炎药物过敏的患者、哮喘综合征患者以及鼻炎和鼻息肉患者。无论有没有发烧，阿司匹林不应该用于儿童或青少年的病毒感染。因为在某些病毒性疾病中同时使用阿司匹林会导致瑞氏综合征 | ·酒精警告<br>·凝血异常<br>·胃肠道副作用<br>·消化性溃疡疾病 |
| 预防措施 | 不良反应（最常见） |
| 通则<br>·肾功能衰竭<br>·肝功能不全<br>·钠限制饮食 | ·胃肠道（腹痛、溃疡、出血）<br>·抑制血小板聚集（出血）<br>·耳鸣<br>·头晕<br>·听力受损<br>要报告严重的药物不良反应，请致电（制造商）或拨打药物监视（MEDWATCH）电话1-800-FDA-1088 |
| 实验室测试 | 如何提供 |
| 药物相互作用：<br>·血管紧张素转换酶（ACE）抑制剂<br>·乙酰唑胺<br>·抗凝治疗<br>·抗惊厥药<br>·β受体阻滞药<br>·利尿剂<br>·甲氨蝶呤<br>·非甾体抗炎药<br>·口服降糖药<br>·促尿酸排泄药 | （插入具体信息，如剂型强度，剂型常用单位，以及便于鉴别剂型的信息）在25摄氏度（77华氏度）的密闭容器中储存。允许在15~30摄氏度（59~88华氏度）的范围内使用。 |
| 致癌，突变，生育能力受损<br>怀孕、分娩、分娩、哺乳期、儿童的使用 | 这些要点并不包括安全有效地使用阿司匹林所需的所有信息。详见阿司匹林的全面处方信息 |

（b）[保留]

## Subpart D—— 检验程序

## Sec. 343.90 溶出度及释放度试验

（a）[保留]

（b）阿司匹林胶囊。

阿司匹林胶囊必须符合《美国药典》（USP）第23版第132页中阿司匹

林胶囊的溶出度标准。

（c）阿司匹林缓释胶囊和阿司匹林缓释片。

阿司匹林缓释胶囊和阿司匹林缓释片必须分别符合《美国药典》第23版第133页和第136页中阿司匹林缓释胶囊和阿司匹林缓释片的药物释放度标准。

（d）阿司匹林片

阿司匹林片必须符合《美国药典》第23版第134页中阿司匹林片的溶出度标准。

（e）阿司匹林、氧化铝和氧化镁片。

阿司匹林与氧化铝和氧化镁的片剂剂型必须符合《美国药典》第23版第138页所载阿司匹林、氧化铝和氧化镁片的溶出度标准。

（f）阿司匹林、氧化铝和氧化镁片

阿司匹林与氧化铝和氧化镁的片剂剂型必须符合《美国药典》第23版第139页所载阿司匹林、氧化铝和镁片的溶出度标准。

（g）阿司匹林泡腾片口服液

阿司匹林泡腾片口服液必须符合《美国药典》第23版第137页中阿司匹林泡腾片口服液的溶出度标准。

（h）阿司匹林缓冲片

阿司匹林缓冲片必须符合《美国药典》第23版第135页中阿司匹林缓冲片的溶出度标准。


# 三、抗肠胃气胀药品专论

CFR 332—人用非处方抗肠胃气胀药

目录

Subpart A—总则

联邦法规

第五卷第 21 篇

2018 年 4 月 1 日修订

引用：21CFR332

## 21 篇 – 食品药品
## 第 I 章 –– 美国食品药品监督管理局
## 卫生与人类服务部
## D 分章 –– 人用药品

PART 332 人用非处方抗肠胃气胀药

Subpart A–– 总则

Sec. 332.1 范围

一种适合口服的非处方抗气胀药品，如果符合以下所有条件以及 330.1 中规定的所有一般条件，则通常被认为是安全有效且标记正确的。

Sec. 332.3 定义

本节所涉及的定义如下。

抗气胀药（antigas）。该术语可与抗气胀药（antiflatulent）交换使用。两个术语都不能描述产品中所含活性成分的作用机制。

### Subpart B—— 活性成分

### Sec. 332.10 抗气胀药活性成分

西甲硅油：每日最大剂量为 500 毫克。目前对于专业标签没有剂量限制。

### Sec. 332.15 与非气胀活性成分的组合

如果抗气胀药仅用于与胃灼热、反酸或胃酸过多性消化不良相关的气体并发症状，则它可以含有任何被公认为安全有效的抗酸成分。

### Subpart C—— 标签

### Sec. 332.30 抗气胀药标签

（a）身份说明

产品标签包含该药物的通用名（如果有的话），并应将该产品标识为"抗气胀药"["antiflatulent""antigas"或"antiflatulent（antigas）"]

（b）适应证

标题"适应证"下，产品标签需要视情况写明本节（b）段中列出的一个或多个短语。根据本章 330.1（c）（2），在符合《联邦食品、药品及化妆品法案》第 502 条有关错误标记，以及第 301（d）条有关禁止将未经批准的新药引进或交付洲际贸易［此行为违反了法案第 505（a）条］的规定的情况下，也可以使用其他真实的、无误导性的说明，用于描述那些仅在本段（b）中列明的适应证。

（1）[选择下列之一："减轻（Alleviates）或缓解（Relieves）"]"与气体相关的症状。"

（2）[选择下列之一："减轻（Alleviates）"或"缓解（Relieves）"][选择以下一个或多个："腹胀（bloating）""压力（pressure）""饱胀（fullness）"或"饱腹感（stuffed feeling）"]"通常是指气体"。

（c）免除一般意外过量警告。

对于含有 332.10 中所述的西甲硅油的抗气胀药，以及 332.15 中提到的含有本章 331.11（a）（b）（d）~（m）中所述活性成分的抗气胀组合药品，在上市时须遵守 341.74（d）（2）（iii）的规定，但其标签可以免受本章

330.1（g）对于"标签上需要写有一般警告声明：'万一药品使用意外过量，请立即寻求专业帮助或联系毒物控制中心。'的要求"。但该类产品标签上仍需写明本章330.1（g）一般警告的第一部分，即"将本产品及任何药品放到孩子够不到的地方"。

### Sec. 332.31 专业标签

（a）提供给专业医务人员（非公众）的产品标签，可以包含用于术后气体疼痛或内窥镜检查的附加适应证。

（b）抗气胀-抗酸组合的专业标签上可以包含向专业医务人员提供的抗酸和抗气胀信息。

第二篇

# 日本非处方药专论

# 第五章　日本非处方药注册管理机构

日本药品注册管理的最高行政机构为厚生劳动省（Ministry of Health Labor and Welfare，MHLW），负责药品（含非处方药）的行政审评以及药政制定等工作。其下属的药事·食品卫生审议会（Pharmaceutical affairs and Food sanitation Council，PAFSC）为技术咨询委员会，由各领域专家组成，为药品审评审批提供建设性意见。医药品医疗器械综合机构（Pharmaceuticals and Medical Devices Agency，PMDA）是 MHLW 管辖的独立行政法人，主要负责药品的技术审评工作。一般来说，申请人会首先向 MHLW 提出申请并递交相应资料，后 MHLW 委托 PMDA 的审查部门对资料进行审查，审查结束后 PMDA 将审查报告提交给 MHLW 的药品评价部（Pharmaceutical Evaluation Division）。在征求 PAFSC 专家建议后，MHLW 做出是否批准该药品上市的决定。

## 一、厚生劳动省

2001 年，厚生省、劳动省合并成为厚生劳动省，负责药品的行政审批，并制定相关法律法规，地位等同于我国的国家药品监督管理局。目前内设机构包括大臣官房、11 个内部局、附属机构、各类委员会、区域和外部各局。其中，医药生活卫生局（Pharmaceutical Safety and Environmental Health Bureau，PSEHB）是核心部门，负责确保药品、准药品（功能性食品、药用化妆品等）、化妆品、医疗器械的有效性和安全性[①]。在非处方药注册审评中，

---

① 厚生劳动省 . 主な仕事（所掌事務）医薬·生活衛生局 . [EB/OL]. [2021-06-18]. https://www.mhlw.go.jp/content/000701456.pdf

PSEHB 下设的药品评价部负责对 PMDA 提交的审查报告进行行政审查与指导，为符合要求的药品颁发药品注册证书。若没有厚生劳动省的批准，药品和医疗器械（包括非处方药）不能进行生产和销售。

## 二、药事·食品卫生审议会

药事·食品卫生审议会为 MHLW 的技术咨询委员会，负责审查、评估以及讨论药事和食品安全等相关工作。药事·食品卫生审议会共有 17 个委员会和 19 个小组委员会，其中包括非处方药委员会。非处方药委员会每年召开 4 次会议，会议一般在二月、五月、八月以及十一月召开，其主要的会议内容包括审查新的非处方药，如明显不同于现有非处方药的活性成分、疗效、剂量、适应证等以及处方药和非处方药转换相关事宜等[①]。在非处方药注册审评中，委员会专家主要负责对 PMDA 审评中心提出的技术问题予以咨询答复、参加专业审评讨论会及审评会以及协助药品评价部作最终批准决定等。

## 三、医药品医疗器械综合机构

医药品医疗器械综合机构属于日本的独立行政法人机构，其前身为国立医药食品卫生研究所，于 2004 年与财团法人医疗器械中心合并而成，承担厚生劳动省的部分职责。PMDA 共有安全部、救济部和审查部三个部门，主要职能分别为上市后的药物监督、健康安全救济工作和药物、医疗器械以及

---

① JMPA. Pharmaceutical Administration and Regulations in Japan. [ EB/OL ]. ( 2017–03–10 ). [ 2021–06–18 ]. http://www.jpma.or.jp/english/parj/whole.html

再生医疗产品等的审查工作 [①]。其中，审查部下设的非处方药品 / 准药品办公室（Office of OTC/Quasi-drugs）负责要指导药品、非处方药、准药品（药物以外有特定使用目的、对人体作用温和、不是器具或器械的产品，如药妆）和化妆品等的审批、出口证明以及质量再评估等工作。在非处方药注册审评中，PMDA 负责对申请人提交的材料进行技术审评；对于因药物不良反应等导致的药害事件进行快速救济；对药品从临床到批准上市的监督指导；以及收集、分析和提供上市后安全性相关信息。

---

[①] PMDA. Services of PMDA［EB/OL］.（2021-04-01）.［2021-06-18］. https：//www.pmda.go.jp/english/about-pmda/outline/0006.html

# 第六章　日本非处方药注册途径概述

日本厚生劳动省于 1967 年开始对药品实施分类管理。日本将医药品分为两类，一类是"医疗用医药品"（需要医生开具处方才能购买，即处方药）；另一类是"要指导医药品·一般用医药品"（在药店、药妆店无需医生开具处方即可购买，即非处方药）。其中"要指导医药品"，是指含有首次进入 OTC 医药品市场的有效成分的医药品，以及含指定强药性成分的医药品，必须在药剂师指导下才能购买，上市三年后若无安全性问题则可转为"一般用医药品"；根据用药风险，"一般用医药品"又被分成"第一类医药品""第二类医药品"和"第三类医药品"三种类别，风险程度依次降低（图 6-1）。

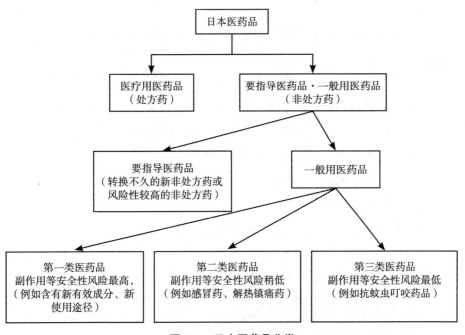

**图 6-1　日本医药品分类**

日本非处方药注册途径包括直接注册和处方药 – 非处方药转换两种。其中专论途径包含在直接注册途径中。上市途径分类如图 6-2 所示。

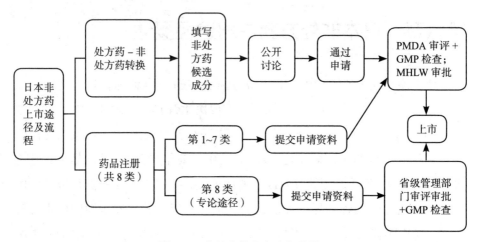

图 6-2　非处方药上市途径分类

# 一、日本非处方药直接注册途径（含专论途径）

日本非处方药直接注册途径是指申请人根据非处方药注册的八种不同类别向 MHLW 提出申请并递交相应资料，由 PMDA 进行技术审评，经 MHLW 批准后上市。其中 OTC 专论注册包含在此途径中。

日本将非处方药的注册分为以下八个类别[①]。

（1）含有新有效成分的医药品。

（2）新给药途径医药品。

（3）①新效能医药品；②新剂型医药品；③新用量医药品。

① 厚生労働省医薬・生活衛生局医薬品審査管理課.要指導・一般用医薬品の承認申請区分及び添付資料に関する質疑応答集（Q & A）について.［EB/OL］.［2021-06-04］. https://www.mhlw.go.jp/file/06-Seisakujouhou-11120000-Iyakushokuhinkyoku/0000128547.pdf.2016

（4）要指导（一般用）含有新有效成分的医药品。

（5）①要指导（一般用）新给药途径医药品；②要指导（一般用）新适应证医药品；③要指导（一般用）新剂型医药品；④要指导（一般用）新用量医药品。

（6）要指导（一般用）新配方制剂。

（7）①类似处方一般用配方制剂；②类似剂型一般用医药品。

（8）其他一般用医药品（包括生产销售许可标准）。

注：关于（1）与（4）的区分，（1）表示该新有效成分在医疗用医药品（处方药）和要指导/一般用医药品（非处方药）中均未被批准过；而（4）表示该新有效成分在医疗用医药品（处方药）中已被批准过，但作为要指导/一般用医药品（非处方药）并未被批准过。同理区分（2）与（5）①；（3）①与（5）②；（3）②与（5）③；（3）③与（5）④。

其中"第八类—其他一般用医药品（包括生产销售许可标准等）"即为专论注册途径，包含了感冒药、解热镇痛药、一般用汉方制剂、一般用生药制剂等在内的 17 类许可标准。

## 1. 提交资料要求

由表 6-1 和 6-2 可知，在非处方药注册申请资料的提交方面，前七类药品需提交的资料相对较多，而符合第八类专论标准的非处方药，注册申请时不需再提交临床研究资料，只需提交表 6-2 中的"A3（特性及其他药物的相容性比较研究）""B3（标准和试验方法）"所涉及资料即可[①]［有时需根据个案提交"C1（长期试验）"和"C3（加速试验）"资料］。

① 赵莹莹.我国中成药与美国植物药、日本汉方药在非处方药管理方面的比较研究［D］.北京：北京中医药大学，2017.

**表 6-1 批准申请书提交资料范围与内容** [①]

| （左栏）批准申请书提交资料范围 | （右栏）包含内容 |
| --- | --- |
| A. 药品的起源或历史以及国外使用情况文件资料 | 1. 药品的起源或历史<br>2. 在国外的使用情况<br>3. 特性及其他药物的相容性比较研究等 |
| B. 制造方法，标准和测试方法等文件资料 | 1. 结构测定及理化性质等<br>2. 制造方法<br>3. 标准和试验方法 |
| C. 稳定性文件资料 | 1. 长期试验<br>2. 严酷环境下试验（影响因素试验）<br>3. 加速试验 |
| D. 药理作用文件资料 | 1. 有效性检验<br>2. 次要药理学和安全药理学<br>3. 其他药理学 |
| E. 吸收、分布、代谢、排泄文件资料 | 1. 吸收<br>2. 分布<br>3. 代谢<br>4. 排泄<br>5. 生物等效性<br>6. 其他药代动力学 |
| F. 急性毒性、亚急性毒性、慢性毒性、致畸和其他毒性文件资料 | 1. 单剂量毒性<br>2. 重复计量毒性<br>3. 遗传毒性<br>4. 致癌性<br>5. 生殖和发育毒性<br>6. 局部刺激性<br>7. 其他毒性 |
| G. 关于临床试验结果的文件资料 | 临床试验结果 |
| H. 药事法第 52 条第（1）款附件中规定文件资料 | 如用法用量、注意事项等 |

---

① 厚生労働省医薬食品. 医薬品の承認申請について. [EB/OL]. [2021-06-04]. https://www.mhlw.go.jp/file/06-Seisakujouhou-11120000-Iyakushokuhinkyoku/0000092759.pdf2014.

表 6-2　非处方药分类及注册要求 ①

| （左栏）分类 | A | | | B | | | C | | | D | | | E | | | | | | F | | | | | | | G | H |
|---|---|---|---|---|---|---|---|---|---|---|---|---|---|---|---|---|---|---|---|---|---|---|---|---|---|---|---|
| | 1 | 2 | 3 | 1 | 2 | 3 | 1 | 2 | 3 | 1 | 2 | 3 | 1 | 2 | 3 | 4 | 5 | 6 | 1 | 2 | 3 | 4 | 5 | 6 | 7 | | |
| （1）含有新有效成分的医药品 | ○ | ○ | ○ | ○ | ○ | ○ | ○ | ○ | ○ | ○ | ○ | △ | ○ | ○ | ○ | ○ | × | △ | ○ | ○ | ○ | △ | ○ | △ | △ | ○ | ○ |
| （2）新给药途径医药品 | ○ | ○ | ○ | × | ○ | ○ | ○ | ○ | ○ | ○ | △ | △ | ○ | ○ | ○ | ○ | × | △ | ○ | ○ | × | △ | ○ | △ | △ | ○ | ○ |
| （3）-①新效能医药品 | ○ | ○ | ○ | × | ○ | ○ | ○ | × | ○ | × | × | × | △ | ○ | △ | △ | × | △ | △ | × | × | × | × | × | × | ○ | ○ |
| （3）-②新剂型医药品 | ○ | ○ | ○ | × | ○ | ○ | ○ | × | ○ | × | × | × | ○ | ○ | ○ | ○ | × | △ | × | × | × | × | × | × | × | ○ | ○ |
| （3）-③新用量医药品 | ○ | ○ | ○ | × | ○ | ○ | ○ | × | ○ | × | × | × | ○ | ○ | ○ | ○ | × | △ | × | × | × | × | × | × | × | ○ | ○ |
| （4）要指导（一般用）含有新有效成分的医药药 | ○ | ○ | ○ | ○ | ○ | ○ | △ | × | △b | × | × | × | △ | × | × | × | × | × | △ | △ | × | × | × | △ | △ | ○ | ○ |
| （5）-①要指导（一般用）新给药途径医药品 | ○ | ○ | ○ | × | × | × | △ | × | △b | × | × | × | △ | × | × | × | × | × | △ | △ | × | × | × | △ | △ | ○ | ○ |
| （5）-②要指导（一般用）新适应证医药品 | ○ | ○ | ○ | × | × | × | × | × | × | × | × | × | △ | × | × | × | × | × | × | × | × | × | × | × | × | ○ | ○ |
| （5）-③要指导（一般用）新剂型医药品 | ○ | ○ | ○ | × | ○ | ○ | △ | × | △b | × | × | × | △ | ○ | ○ | ○ | × | × | × | × | × | × | × | × | × | ○ | ○ |
| （5）-④要指导（一般用）新用量医药品 | ○ | ○ | ○ | × | × | × | × | × | × | × | × | × | △ | × | × | × | × | × | × | × | × | × | × | × | × | ○ | ○ |

（右栏）注册要求

① 厚生劳动省医药食品·医药品の承認申請について. [EB/OL]. [2021-06-18] https://www.mhlw.go.jp/file/06-Seisakujouhou-11120000-Iyakushokuhinkyoku/0000092759.pdf2014.

续表

| （左栏）分类 | A 1 | A 2 | A 3 | B 1 | B 2 | B 3 | C 1 | C 2 | C 3 | D 1 | D 2 | D 3 | E 1 | E 2 | E 3 | E 4 | E 5 | E 6 | F 1 | F 2 | F 3 | F 4 | F 5 | F 6 | F 7 | G | H |
|---|---|---|---|---|---|---|---|---|---|---|---|---|---|---|---|---|---|---|---|---|---|---|---|---|---|---|---|
| （6）要指导（一般用）新配方制剂 | ○ | ○ | ○ | × | × | ○ | △ | × | △ᵇ | × | × | × | △ | × | × | × | × | × | △ | △ | × | × | × | △ | × | ○ | ○ |
| （7）-①类似处方一般用配方制剂 | × | × | ○ | × | × | ○ | △ | × | △ᵇ | × | × | × | △ | × | × | × | × | × | △ | △ | × | × | × | × | × | ○ | ○ |
| （7）-②类似剂型一般用医药品 | × | × | ○ | × | × | ○ | △ | × | △ᵇ | × | × | × | △ | × | × | × | × | × | △ | × | × | × | × | × | × | × | ○ |
| （8）其他一般用医药品（包括制造销售许可标准等） | × | × | ○ᵃ | × | × | ○ | △ | × | △ᵇ | × | × | × | × | × | × | × | × | × | × | × | × | × | × | × | × | × | × |

注1：表6-2右栏的记号及号码表示表6-1中规定的资料的记号及号码，原则上，○表示需要提交相应的研究数据，×表示不需要提交数据，△表示按个案情况提交数据。

注2：关于右栏注的 a，b 如下所示。

a. 对于符合批准标准的医药品，可以附加有关批准标准和申请品种的有效成分及其数量的对比表。对于符合批准标准的医药品以外，要充分说明处方设计的依据及有效性，安全性等。

b. 对于通过加速试验却无法估计3年以上稳定性的药品，需要进行长期试验。但是在申请时，通过长期试验，可以暂时设定1年以上的有效期限，即使是在长期试验期间，也可以批准申请。在这种情况下，申请者需要提交在批准之前一直进行测试的长期试验结果。

## 2. 药品注册审评流程

在药品的审评审批条件方面，前七类药品根据审评类别向 MHLW 递交相应材料，由 PMDA 进行审评。PMDA 的审评流程包括申请者提交材料、申请者与 PMDA 面谈、PMDA 就重要项目与相关部门进行咨询（对 GMP、GLP）、形成审查报告初稿、专家讨论、形成最终审查报告、MHLW 审批等七大步骤，流程如图 6-3 所示；第八类的专论药品则由地方政府进行审评，即专论药品的审评审批权限下放到地方，满足专论要求则不用再进行临床研究，经都道府县（相当于我国省级管理部门）批准即可上市。但是无论通过哪种方式上市，非处方药生产车间均需经过 GMP 检查合格[1][2]。

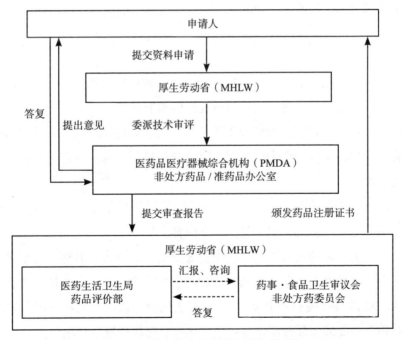

**图 6-3　前七类非处方药注册审评流程**

---

[1]　厚生労働省. 医薬品の承認審査業務のフローチャート.［EB/OL］.［2021-06-04］. https：//www.pmda.go.jp/review-services/drug-reviews/0001.html

[2]　巫慧盈. 日本非处方药法规介绍.［EB/OL］.［EB/OL］.［2021-06-04］https：//www. cde.org.tw/Content/Files/Knowledge/1e4308d5-77f6-4c75-a74e-f6fc9dd48daf.pdf.2017

## 二、日本非处方药转换注册途径

当处方药经过长期的临床数据积累，证明该药品在非处方药销售模式下不会出现过量使用、不当使用或因人体差异而出现安全性问题时，即可由日本利益相关方申请转换为非处方药，以提高用药可及性。日本处方药向非处方药的转换分为两个阶段。第一个阶段，MHLW 组织开展拟转换为 OTC 的产品提名、评价工作，发布可转换为 OTC 的候补产品目录；第二个阶段，企业针对具体产品进行开发工作，向 PMDA 提出转换申请并获得批准。这实际上是先遴选、后转换的模式。

### 1. 申报资料要求

若通过处方药–非处方药转换途径上市，转换申请的主体非常广泛，日本的学会、企业、消费者、团体均可提出转换申请。

第一步：申请者在提出转换申请前，应当收集转换药品作为处方药时的使用记录，包括不良反应发生情况，长期使用的记录等，并阐述转换为非处方药的理由。

第二步：申请人可通过 MHLW 网站下载并填写非处方药转换候选成分表，申请非处方药转换，主要包括以下内容。

（1）有关要求的内容事项　①申请者所属单位：协会名称、组织名称或公司名称。②转换的医药品：药物通用名、服用方法等。③具体功效和药物的效果（请说明疗效和效果要求）。④用法用量（请说明剂量方案的要求）。⑤医疗用医药品的实际使用情况：公司名称、副作用发生状况。

（2）转换需求的原因。

（3）提交相应的参考资料　包括海外审批、销售以及使用情况；转换为非处方药或需指导药品的理由。

（4）相关参考文献　书籍或相关文献。

（5）申请者联系方式　申请者姓名、联系电话、电子邮箱地址等。

根据具体品种情况，可能需要提交的资料还包括长期稳定性和强制降解研究数据，药代的吸收部分资料，非临床的急性毒性、重复给药毒性、局部刺激及其他毒性研究资料。

近年来，日本参考美国经验完善转换工作流程，已引入或正在考虑引入一些新的评价方法和研究要求，例如说明书理解程度调查、实际使用研究等消费者行为调查等。

## 2. 转换工作流程

在转换的第一个阶段，首先是由学会、企业、团体或个人进行提名，提出拟转换为 OTC 产品的活性成分申请。申请人可通过 MHLW 网站下载并填写非处方药转换候选成分表，提交相关资料（如作为处方药的使用经验、不良反应记录等）来完成转换申请，MHLW 定期进行汇总并整理出清单；之后 MHLW 会广泛征求相关学会、协会、企业及公众意见，或召开会议进行公开讨论，以确定拟转换的药品；必要时，还会将拟转换药品提交药事·食品卫生审议会进行审议。申请内容、各相关方意见、会议信息以及审评结果最终会在厚生劳动省网站上公开[①]。

在转换的第二个阶段，申请人针对目录中的具体产品向 PMDA 提出申请。PMDA 的 OTC/ 准药品办公室全面负责需指导用药、非处方药等的审评，包括处方药向非处方药的转换申请。在决定该非处方药是否可以获得审批时，PMDA 通常会考虑该药是否具备以下特征：①活性成分的有效性和安全性是可以确保的；②适应证是普通消费者容易识别的常见症状和疾病；③用法用量、配方方面能够保证简单、安全使用，没有误用和滥用的可能性。PMDA在审评过程中可能会根据需要征求外部专家意见。审评通过后，PMDA 将审评报告等文件提交 MHLW 审批，MHLW 在审批过程中也会根据情况，征求药事·食品卫生审议会需指导与一般用医药品部会的意见，做出最终审批决定。

---

① 陈震，邓万和，田春华，等.国外处方药与非处方药转换管理制度的研究及对我国的启示［J］.中国药事，2020，34（11）：1247–1254.

# 第七章  日本非处方药专论制度概述

## 一、日本非处方药专论制定背景

日本非处方药专论通常指的是 MHLW 发布的各类药品 "生产销售许可标准"。MHLW 于 1967 年颁布了《医药品生产许可标准》,该标准明确界定了医疗用医药品(处方药)和一般用医药品(非处方药),并规定了分类标准和审批要求。为促进一般用医药品的审批流程合理化和透明化,MHLW 听取药事·食品卫生审议会的意见,于 1970 年根据有关活性成分组成、用法用量、功能主治等开始制定一般用医药品的许可标准(即专论制度),并着重考虑了医学和药学的进步及疾病结构的变化等因素。1999 年,日本从 "一般用医药品" 中遴选出 15 类产品作为 "新指定医药部外品",并建立其生产销售许可标准。遴选原则是 "对人体的作用比较温和,且认为无需特别规定厂商应尽其努力提供信息的义务" 的产品,包括咽喉清凉剂、钙剂、含维生素的保健剂等[①],其中大部分产品授权给地方政府审批[②]。

1970~2017 年,日本已针对 17 类非处方药以及一些类别的医药品制定国家生产销售许可标准。OTC 许可标准制度的实施,减少了日本医药品医疗器械综合机构 OTC 药品审评方面的工作量,提升了新领域产品的审评速度,

---

① 陈宁,杨建红,潘红波,等.美国和日本非处方药专论路径研究及对我国的启示[J].中国药事,2020,34(11):1239-1246.

② MHLW. 新指定医薬部外品の承認基準等について.[EB/OL].(1999-03-12)[2021-06-02]. https://www.mhlw.go.jp/file/06-Seisakujouhou-11120000-Iyakushokuhinkyoku/sinsitei.pdf.

同时也减轻了制药企业的开发负担，有利于加快产品上市速度，满足公众的用药需求 [1][2]。

目前日本已陆续制订了 17 大类非处方药的许可标准见表 7-1。

表 7-1　日本一般用医药品许可标准

| 类别 | 标准通知 |
| --- | --- |
| 感冒药 | 1970 年 9 月 30 日 |
| 解热镇痛药 | 1972 年 11 月 25 日 |
| 镇咳祛痰药 | 1976 年 11 月 25 日 |
| 肠胃药 | 1980 年 4 月 22 日 |
| 通便药 | 1982 年 5 月 17 日 |
| 抗眩晕药 | 1984 年 6 月 1 日 |
| 眼科用药 | 1986 年 7 月 29 日 |
| 维生素制剂 | 1988 年 2 月 1 日 |
| 灌肠剂 | 1988 年 2 月 1 日 |
| 驱虫药 | 1989 年 3 月 28 日 |
| 鼻炎滴鼻剂 | 1991 年 2 月 1 日 |
| 口服鼻炎药 | 1993 年 1 月 29 日 |

① 　PMDA. The Approval Standards for OTC Drugs in Japan. ［EB/OL］.（2015-09-17）［2021-06-02］. http：//www.tsmia.or.th/RTD2015/2-Japan%202nd%20self-CARER%20（PMDA%20Ehidemi%20Katsura）.pdf.

② 　PMDA. Recent Progress of OTC Regulation in Japan. ［EB/OL］.（2019-09-18）［2021-06-02］. http：//www.pmda.go.jp/int-activities/symposia/0084.html.

续表

| 类别 | 标准通知 |
| --- | --- |
| 外用病疮药 | 1995 年 3 月 22 日 |
| 脚气和癣药 | 1998 年 5 月 15 日 |
| 镇痒消炎药 | 2011 年 11 月 1 日 |
| 一般用汉方制剂 | 2017 年 3 月 28 日 |
| 一般用生药制剂 | 2017 年 12 月 21 日 |

## 二、日本非处方药专论内容介绍

日本非处方药生产销售许可标准由 MHLW 下属医药生活卫生局的药品评价部负责组织起草。已制定的许可标准收载于《医药品生产准则》《一般用医药品生产销售许可标准》中，并在 MHLW 网站上发布。日本也建立了许可标准的修订机制，在发布的许可标准中会说明该标准将根据科学知识的积累而进行定期审查[①]。

日本 OTC 许可标准内容涵盖各类药物界定范围及其批准标准。本书以感冒药的生产销售许可标准为例进行说明，内容具体如下。

（1）有效成分的种类　列出了有效成分的类型和配伍组合以及配伍禁忌，这些成分可按说明的规则组成复方或禁止配方，包括感冒药的化学药和日本汉方药。

（2）有效成分的数量　各有效成分的数量，通常是化学组中标示的每日最大剂量。此外，规定了不同化学有效成分与原料药或汉方药组成复方时各

① 厚生労働省. 要指導・一般用医薬品ホームページ. [EB/OL]. [2021-06-29].
https：//www.mhlw.go.jp/stf/ seisakunitsuite/bunya/0000092787.html.

组分的量。

（3）剂型　主要包括片剂、胶囊剂、丸剂、颗粒剂、粉剂及糖浆剂。

（4）剂量及服用方法　规定除糖浆剂外，感冒药应一日3次，饭后30分钟内口服。此外还规定了不同年龄段剂量的换算系数以及特定年龄下不允许服用的剂型。

（5）适应证　缓解普通感冒的各种症状例如鼻塞、流涕、打喷嚏、咽喉痛等，某些症状一并标有特定所含成分。

（6）包装单位　为防止儿童误用，规定糖浆剂的容量为6岁儿童1日最大剂量的2日份。

（7）附表　附表中包括：分类分组标有有效成分名称及每日最大剂量；原料药和汉方药配方及配伍比例；不同年龄段组用量比例系数。

其他类别药物的许可标准内容与感冒药类似。

## 三、日本非处方药专论注册审评流程

对于第1~7类非处方药，注册申请需提交资料较多，且需经PMDA审评，MHLW批准后可上市。而对于已颁布正式许可标准的第8类非处方药（即符合专论要求的非处方药），注册申请时不需再提交临床研究资料，只需要提交少量审评资料（如药品物理化学性质、相容性比较等）交由都道府县知事审评，同时由生产车间所在都道府县进行GMP符合性检查。在申请资料和GMP符合性检查均通过后，即可由当地都道府颁布药品注册证书，准许产品上市，具体流程见图7-1。相比于其他类别的非处方药注册申请程序，OTC生产销售许可标准可以简化注册流程、分散审评压力、节约审评资源，通过此途径申请注册的药品上市速度较快。

以大阪府为例，大阪府健康医疗部药务课负责专论产品的审批，大阪府立公众卫生研究所负责质量标准及检验方法、稳定性资料的审查，生产车间所在都道府县负责GMP符合性检查。大阪府审批大约需要80天，GMP符

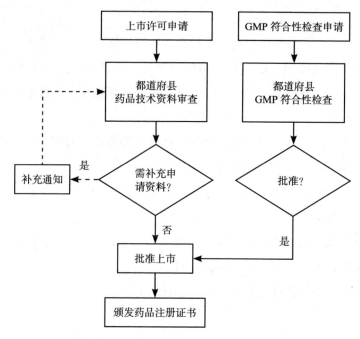

**图 7-1　专论药品注册审评流程**

合性调查用时约为 60 天，会因相关生产车间所在都道府县不同而略有差异。确认 GMP 符合要求后，方可颁发许可。在正常情况下，从申请到批准实际花费的时间基本不超过 80 天[①②③]。

---

① 奥山慎一郎 . 关于大阪府批准 OTC 药品的生产销售标准和检查［D］. 大阪：大阪制药协会，药事法规研究委员会，第 8 届中日制药交流会，2015.

② Osaka Prefectural Goverment. 地方委任一般用医薬品及び医薬部外品の承認申請について .［EB/OL］.（2020-03-12）.［2021-06-04］. http://www.pref.osaka.lg.jp/yakumu/shinsa/approval.html.

③ Osaka Prefectural Goverment. ＜医薬品適合性調査申請要領【承認定期・輸出定期】＞ .［EB/OL］.（2018-10-01）［2021-06-04］. http://www.pref.osaka.lg.jp/attach/5912/00241410/tekigousei_iyakuhin_teiki.pdf.

# 第八章　日本非处方药专论内容示例

日本非处方药生产销售许可标准即日本非处方药专论，共包含 17 类非处方药类别，如表 7-1 所示。每类药物许可标准的内容范式基本相同，包括对此类药物的范围界定以及对其活性成分种类、活性成分数量、剂型、剂量和服用方法、适应证和包装单位的许可标准。以下选取感冒药、解热镇痛药、肠胃药和一般用汉方制剂（部分）作为示例，介绍了日本非处方药生产销售许可标准规定内容体例。

## 一、感冒药生产销售许可标准

### 1. 感冒药范围

受本标准约束的感冒药，是以用于治疗感冒症状为目的而制作的内服药（不包括日本汉方药）。

＊汉方（Kampo）医学是日本的传统医学。

### 2. 许可标准

感冒药的标准如下。另外，对于不符合此标准的产品，要求提供证实其有效性、安全性以及配伍理由的相关资料，并据此进行审查。

（1）活性成分种类

a. 可组合的活性成分类型见表 8-1。

b. 要混合的活性成分应至少包括表 8-1 第一栏第 1 组或第 2 组中列出的一种成分。但是，对于仅由生药组成的制剂，表 8-1 第十六栏所列的

Earthworm（地龙）可代替上述成分作为必需成分。

　　c.除非另有规定，表 8-1 中不同栏的活性成分可以相互组合。

　　d.表 8-1 第八栏的活性成分只能在含有该表第二栏活性成分的配方中组合。

　　e.表 8-1 第一栏第 1 组活性成分最多可组合 3 种。

　　f.表 8-1 第二栏、三栏、四栏、五栏、六栏、八栏、九栏或十栏的活性成分或表 8-1 第十七栏的汉方药物配方相互组合时，每一栏可使用一种成分。但是，表 8-1 第六栏中第 2 组和第 3 组的活性成分可以同时组合。

　　g.表 8-1 第一栏第 2 组活性成分进行组合时，不得同时与同一栏第 1 组或第 3 组活性成分组合。

　　h.表 8-1 第一栏第 2 组活性成分进行组合时，不得与第三栏第 2 组、第六栏第 3 组、第七栏、第十三栏或第十四栏的活性成分、第十六栏的 Earthworm（地龙）或第十七栏的汉方药物配方同时组合。

　　i.表 8-1 第一栏第 3 组活性成分进行组合时，应同时与同一栏第 1 组 Acetaminophen（对乙酰氨基酚）组合，不得与同一栏其他活性成分同时组合。

　　j.表 8-1 第一栏第 3 组活性成分进行组合时，不得与第二栏第 3 组、第三栏第 2 组、第六栏、第十三栏或第十四栏的活性成分、第十六栏的 Earthworm（地龙）或第十七栏的汉方药物配方同时组合。

　　k.表 8-1 第二栏第 2 组活性成分进行组合时，不得与第十四栏活性成分或第十七栏汉方药物配方同时组合。

　　l.表 8-1 第二栏第 3 组活性成分进行组合时，不得与第一栏第 3 组、第十四栏的活性成分或第十七栏中的汉方药物配方同时组合。

　　m.表 8-1 第三栏第 2 组活性成分进行组合时，不得与第一栏第 2 组、第一栏第 3 组、第四栏、第八栏、第九栏、第十三栏、第十四栏、第十五栏的活性成分或第十七栏的 Kakkontokakikyo（葛根汤加桔梗）活性成分同时组合。

　　n.表 8-1 第六栏第 2 组活性成分进行组合时，不得与第一栏第 3 组、第八栏、第十三栏、第十四栏的活性成分或第十七栏的汉方药物配方同时组合。

o. 表 8-1 第六栏第 3 组活性成分进行组合时，不得与第一栏第 2 组、第一栏第 3 组、第八栏、第十三栏、第十四栏的有效成分或第十七栏的汉方药物配方同时组合。

p. 表 8-1 第七栏活性成分进行组合时，不得与第一栏第 2 组、第八栏的有效成分或第十七栏的汉方药物配方同时组合。

q. 表 8-1 第八栏活性成分进行组合时，不得与第三栏第 2 组、第六栏第 2 组、第六栏第 3 组、第七栏、第十三栏、第十四栏的有效成分或第十七栏的汉方药物配方同时组合。

r. 表 8-1 第九栏活性成分进行组合时，不得与第三栏第 2 组、第十三栏、第十四栏的有效成分或第十七栏的汉方药物配方同时组合。

s. 表 8-1 第九栏的 Glycyrrhizinic acid and its salts（甘草酸及其盐类）和第十五栏的 Glycyrrhiza（甘草）不能组合使用。

t. 表 8-1 含有 Ephedra Herb（麻黄）或 Ephedra herb extracts（麻黄提取物）的药材配方或含麻黄及其提取物的汉方药材配方与表 8-1 第五栏的活性成分不能组合使用。

u. 表 8-1 第十七栏的汉方药物配方与第十三栏、第十四栏、第十五栏或第十六栏的活性成分不能组合使用。

v. 除 Kososan（香苏散）配方外，汉方药物或非汉方原料药在组合使用时必须以提取物的形式使用。

w. 表 8-1 第十七栏汉方药物配方中使用的原料药及其配伍比例必须如表 8-2 所示。

（2）活性成分的数量

a. 除另有规定外，每一种活性成分的每日最大剂量为表 8-1 所列。然而，当表 8-1 第五栏或第十三栏的活性成分与第十栏的活性成分组合时，每一种活性成分的量除以其各自的每日最大剂量所得到的数值之和不应超过 2/3。

b. 当表 8–1 第一栏第 1 组有 2 种或 2 种以上活性成分进行组合时，或当第十三栏、第十四栏、第十五栏有 2 种或 2 种以上活性成分进行组合时，每一种活性成分的含量除以其各自的每日最大剂量所得到的数值之和不应超过 1。

c. 表 8–1 第一栏第 1 组活性成分与 Earthworm（地龙）、Kakkonto（葛根汤）配方药物、Maoto（麻黄汤）配方药物或 Kakkontokakikyo（葛根汤加桔梗）组合时，用活性成分的量或配方的组合量除以各自每日最大剂量所得到的数值之和不应超过 1。

d. 当组合使用时，表 8–1 第十七栏的汉方药物配方的含量不得少于每日最大剂量的 1/5，也不得超过每日最大剂量的一半。

e. 除另有规定外，每一种活性成分的最低含量应为每日最大剂量的一半。

f. 当表 8–1 第一栏第 1 组的 2 种或 2 种以上活性成分组合时，每一种活性成分的含量下限为每日最大剂量的 1/5，每一种活性成分的含量除以其各自的每日最大剂量所得到的数值之和不应小于 1/2。

g. 当组合使用时，表 8–1 第十栏和第十二栏中活性成分的含量下限为每日最大剂量的 1/5。

h. 当组合使用时，表 8–1 第九栏中 Glycyrrhizinic acid and its salts（甘草酸及其盐类）的含量和第十三栏、第十四栏、第十五栏、第十六栏中的活性成分的含量下限是各自每日最大剂量的 1/10。但若按（1）b 所述与 Earthworm（地龙）组合，则第十六栏的活性成分应以每日最大剂量组合。

i. 如治疗咳嗽和痰的适应证仅依赖于表 8–1 第十三栏、第十四栏或第十五栏的活性成分，则组合使用时，第十三栏、第十四栏或第十五栏的活性成分的下限应为各自每日最大剂量的一半。然而，如果将第十五栏的 2 种或 2 种以上的生药组合，则剂量下限应为各自每日最大剂量的 1/5，每一种活性成分的量除以其各自每日最大剂量所得到的值之和应不少于 1/2。

j. 表 8–1 第一栏第 2 组活性成分每日剂量应控制在 450mg。

k. 表 8–1 第一栏第 3 组活性成分每日剂量应限制在 300mg，同时合用同一栏第 1 组的 Acetaminophen（对乙酰氨基酚）时，Acetaminophen（对乙酰氨基酚）的每日剂量应限制在 450mg。

l. 在作为氯马斯汀使用时，表 8-1 第二栏第 2 组活性成分的每日剂量应限制在 1mg 之内。

m. 表 8-1 第二栏第 3 组活性成分每日剂量应控制在 4mg 以内。

n. 表 8-1 第三栏第 2 组活性成分的每日剂量应控制在 30 mg 以内。

o. 表 8-1 第六栏第 3 组活性成分的每日剂量应限制在 750mg 以内。

（3）剂型　剂型有片剂、胶囊、丸剂、颗粒剂、粉剂和糖浆剂。

（4）剂量和服用方法

a. 除糖浆剂外，其他剂型的感冒药应在饭后 30 分钟内口服，每日 3 次。原则上，糖浆剂需在每餐后服用。然而，如果需要，也可以在睡觉前服用。如果绝对有必要，可以大约每 4 小时服用 1 次，一天最多服用 6 次。

b. 对于硬胶囊、直径大于 6mm 的软胶囊、丸剂、片剂，不允许 5 岁以下儿童服用。即使是直径小于 6mm 的胶囊，也不允许 3 岁以下儿童服用。

c. 直径小于或等于 6mm 的片剂，不允许 3 岁以下儿童服用。

d. 其他剂型，不允许 3 个月以下婴儿服用。

e. 对于 15 岁以下的儿童，除非另有规定，最大可接受的日剂量是将 2（2）中所给活性成分的量乘以表 8-3 中每个年龄组的系数而获得的值。单剂糖浆的最大剂量采用系数范围计算，将计算值的 1/6 溶解或悬浮在水中，每次少于 10ml。

f. 配方中含有第一栏第 1 组的 Aspirin（阿司匹林）、Aspirin aluminum（阿司匹林铝）和 Sasapyrine（双水杨酯）；第一栏第 2 组的活性成分；第二栏第 1 组的 Promethazine methylenedisalicylate（异丙嗪亚甲基二水杨酸）或第二栏第 3 组的活性成分，不允许 15 岁以下儿童使用。

g. 含有第六栏第 3 组活性成分的配方，不允许 8 岁以下儿童服用。

h. 含有第一栏第 3 组活性成分、第二栏第 2 组活性成分或第九栏 Tranexamic acid（氨甲环酸）的配方，不允许 5 岁以下儿童服用。

i. 含有第三栏第 2 组活性成分的配方，不允许 3 岁以下儿童服用。

j. 含有表 8-1 第九栏的 Tranexamic acid（氨甲环酸）的配方，15 岁以下儿童每日最大剂量为 420mg。15 岁以下儿童每日最大剂量为表 8-1 中每日最大剂量（420mg）乘以表 8-3 中相应年龄组的系数所得到的量。

k. 含有表 8-1 第三栏第 1 组的 Codeine phosphate（磷酸可待因）的配方，不允许 12 岁以下儿童服用。（新增）

（5）适应证　缓解感冒的各种症状：流鼻涕、鼻塞、打喷嚏、喉咙痛、咳嗽、痰、发冷（因发烧感到冷）、发烧、头痛、关节痛、肌肉痛。但是，如果配方中不包括下表右栏所列的至少一种活性成分，则不能声称适用于下表左栏所对应的适应证。

| 左栏 | 右栏 |
|---|---|
| 流鼻涕，鼻塞，打喷嚏 | 表 8-1 第二栏的成分 |
| 咳嗽 | 表 8-1 第三、四、五、十三或十四栏的成分 |
| 痰 | 表 8-1 第三栏的 Tipepidine citrate（枸橼酸替培啶）或 Tipepidine hibenzate（海苯酸替吡培啶）或第五、六、七、十三、十五栏的成分 |

（6）包装单位　对于糖浆，容器的最大容量为 6 岁儿童每日最大用量的两倍。

表 8-1　感冒药有效成分和最大每日剂量

| 类别 | | 有效成分名称 | 每日最大剂量（mg） |
|---|---|---|---|
| 第一栏 | 第 1 组 | Aspirin（阿司匹林） | 1500 |
| | | Aspirin aluminum（阿司匹林铝） | 2000 |
| | | Acetaminophen（对乙酰氨基酚） | 900 |
| | | Ethenzamide（乙柳酰胺） | 1500 |
| | | Sasapyrine（双水杨酯） | 1500 |
| | | Salicylamide（水杨酰胺） | 3000 |
| | | Lactylphenetidine（乳酰非那替汀） | 600 |
| | 第 2 组 | Ibuprofen（布洛芬） | 450 |
| | 第 3 组 | Isopropylantipyrine（异丙安替比林） | 300 |

续表

| 类别 | | 有效成分名称 | 每日最大剂量（mg） |
|---|---|---|---|
| 第二栏 | 第1组 | Isothipendyl hydrochloride（盐酸氮异丙嗪） | 7 |
| | | Difeterol hydrochloride（盐酸二苯特罗） | 90 |
| | | Tripelenamine hydrochloride（盐酸曲吡那敏） | 100 |
| | | Thonzylamine hydrochloride（盐酸松齐拉敏） | 50 |
| | | Fenethazine hydrochloride（盐酸芬乙嗪） | 50 |
| | | Methdilazine hydrochloride（盐酸甲地嗪） | 8 |
| | | Chlorpheniramine maleate（马来酸氯苯那敏） | 7.5 |
| | | d-Chlorpheniramine maleate（右泛醇） | 3.5 |
| | | Carbinoxamine diphenyl disulfonate（卡比沙明二苯二磺酸盐） | 7.5 |
| | | Diphenylpyraline hydrochloride（盐酸双苯比拉林） | 4 |
| | | Diphenylpyraline teoclate（正丁酸双苯比拉林） | 4.5 |
| | | Diphenhydramine hydrochloride（盐酸苯海拉明） | 75 |
| | | Diphenhydramine salicylate（水杨酸苯海拉明） | 75 |
| | | Alimemazine tartrate（酒石酸阿利马嗪） | 5 |
| | | Diphenhydramine tannate（鞣酸苯海拉明） | 75 |
| | | Triprolidine hydrochloride（盐酸曲普利啶） | 4 |
| | | Mebhydrolin napadisilate（美海屈林萘二磺酸盐） | 150 |
| | | Promethazine methylenedisalicylate（异丙嗪亚甲基二水杨酸） | 40 |
| | | Carbinoxamine maleate（马来酸卡比沙明） | 7.5 |
| | | Difeterol phosphate（磷酸二苯特罗） | 90 |
| | 第2组 | Clemastine fumarate（富马酸氯马斯汀） | 1 ［作为氯马斯汀］ |
| | 第3组 | Mequitazine（美喹他嗪） | 4 |
| 第三栏 | 第1组 | Alloclamide hydrochloride（盐酸阿洛拉胺） | 75 |
| | | Tipepidine citrate（枸橼酸替培啶） | 60 |
| | | Cloperastine hydrochloride（盐酸氯哌斯丁） | 48 |
| | | Chloperastine phendizoate（克罗佩拉斯汀苯二酸酯） | 84 |
| | | Codeine phosphate（磷酸可待因） | 48 |
| | | Dihydrocodeine phosphate（磷酸二氢可待因） | 24 |
| | | Dibunate sodium（地布酸钠） | 90 |
| | | Tipepidine hibenzate（海苯酸替培啶） | 75 |
| | | Dextromethorphan hydrobromide（氢溴酸右美沙芬） | 48 |
| | | Dextromethorphan phenolphthalinate（右美沙芬酚酞酸盐） | 72 |
| | | Carbetapentane citrate（枸橼酸喷托维林；咳必清） | 48 |
| | 第2组 | Dimemorfan phosphate（二甲啡烷磷酸盐） | 30 |

续表

| 类别 | | 有效成分名称 | 每日最大剂量（mg） |
|---|---|---|---|
| 第四栏 | | Noscapine（诺司卡品） | 48 |
| | | Noscapine hydrochloride（盐酸诺司卡品） | 48 |
| 第五栏 | | dl-Methylephedrine hydrochloride（消旋盐酸甲基麻黄碱） | 60 |
| | | dl-Methylephedrine saccharinate（消旋甲基麻黄碱） | 60 |
| 第六栏 | 第1组 | Guaifenesin（愈创甘油醚） | 250 |
| | | Potassium guaiacolsulfonate（愈创木酚磺酸钾） | 250 |
| | | Potassium cresolsulphonate（甲酚磺酸钾） | 250（135） |
| | 第2组 | Bromhexine hydrochloride（盐酸溴己新） | 12（8） |
| | 第3组 | L-carbocysteine（L-半胱氨酸） | 750 |
| 第七栏 | | Ethyl L-cysteine hydrochloride（L-半胱氨酸乙酯盐酸盐） | 300 |
| 第八栏 | | Belladonna total alkaloid（颠茄总生物碱） | 0.3（0.12） |
| | | Isopropamide iodide extract（异丙碘胺） | 6（1.5） |
| 第九栏 | | Glycyrrhizinic acid and its salts（甘草酸及其盐类） | 39［作为甘草酸］ |
| | | Tranexamic acid（氨甲环酸） | 750（280） |
| 第十栏 | | Caffeine and sodium benzoate（安钠咖） | 300 |
| | | Caffeine hydrate（咖啡因水合物） | 150 |
| | | Anhydrous caffeine（咖啡因） | 150 |
| 第十一栏 | | Vitamin $B_1$, its derivatives, and their salts（维生素 $B_1$ 及其衍生物及其盐） | 25（1） |
| | | Vitamin $B_2$, its derivatives, and their salts（维生素 $B_2$ 及其衍生物及其盐） | 12（2） |
| | | Vitamin C, its derivatives, and their salts（维生素 C 及其衍生物及其盐） | 500（50） |
| | | Hesperidin, its derivatives, and their salts（橘皮苷及其衍生物及其盐） | 90（18） |
| 第十二栏 | | Glycine（甘氨酸） | 900 |
| | | Magnesium silicate（硅酸镁） | 3000 |
| | | Synthetic aluminum silicate（合成硅酸铝） | 3000 |
| | | Synthetic hydrotalcite（合成水滑石） | 4000 |

续表

| 类别 | 有效成分名称 | 每日最大剂量（mg） |
|---|---|---|
| 第十二栏 | Magnesium oxide（氧化镁） | 500 |
| | Dihyrdoxyaluminum and aminoacetate（二羟基氨基乙酸铝） | 1500 |
| | （aluminum glycinate）（甘羟铝） | 1000 |
| | Aluminum hydroxide gel（as dried aluminum hydroxide gel）[氢氧化铝凝胶（作为干燥氢氧化铝凝胶）] | 1000 |
| | Dried aluminum hydroxide gel（干燥氢氧化铝凝胶） | 900 |
| | Aluminum hydroxide–Sodium hydrogen carbonate Coprecipitate（氢氧化铝 – 碳酸氢钠共沉淀物） | 3000 |
| | Aluminum hydroxide–Magnesium carbonate–Calcium carbonate coprecipitate（氢氧化铝 – 碳酸镁 – 碳酸钙共沉淀物） | 1500 |
| | Magnesium hydroxide–Aluminum potassium sulfate coprecipitation product（氢氧化镁 – 硫酸铝钾共沉淀产物） | 1800 |
| | Magnesium carbonate（碳酸镁） | 2000 |
| | Magnesium aluminometasilicate（硅镁铝） | 1500 |

注：每日最大剂量一栏中括号内的数值为组合量的下限。

### 原料药和汉方药配方：

| 类别 | 原料药或汉方药配方的名称 | 每日最大剂量（g） | |
|---|---|---|---|
| | | 提取物（换算成原料药或制剂的量） | 粉末 |
| 第十三栏 | Ephedra Herb（麻黄） | 4 | — |
| 第十四栏 | Nandina Fruit（南天竹子） | 10 | — |
| 第十五栏 | Cherry Bark（樱桃树皮） | 4 | — |
| | Polygala Root（远志根） | 5 | — |
| | Glycyrrhiza（甘草） | 5 | 1.5 |
| | Platycodon Root（桔梗） | 4 | 2 |
| | Plantago Seed（车前子） | 5 | — |
| | Plantago Herb（车前草） | 10 | — |
| | Lycoris Radiata Bulb（石蒜鳞茎） | 0.8 | — |
| | Senega（美远志根） | 4 | 1.5 |
| | Fritillaria Bulb（贝母球） | 2.5 | 1.5 |

续表

| 类别 | 原料药或汉方药配方的名称 | 每日最大剂量（g） | |
| --- | --- | --- | --- |
| | | 提取物（换算成原料药或制剂的量） | 粉末 |
| 第十六栏 | Fennel（茴香） | 3 | — |
| | Phellodendron Bark（黄柏皮） | 3 | 3 |
| | Coptis Rhizome（黄连根茎） | 3 | 1.5 |
| | Zedoary（片姜黄） | 3 | 3 |
| | German Chamomile Flower（德国洋甘菊花卉） | 10 | — |
| | Cinnamon Bark（肉桂皮） | 5 | 1 |
| | Gentian（龙胆） | 0.5 | 0.5 |
| | Oriental Bezoar（东方牛黄） | — | 0.02 |
| | Animal gall（including Bear Bile）[动物胆（包括熊胆）] | 0.5 | 0.5 |
| | Adenophora Root（南沙参） | 5 | 2.5 |
| | Ginger（姜） | 3 | 1 |
| | Atractylodes Lancea Rhizome（苍术） | 5 | 2 |
| | Clove（丁香） | 2 | 0.5 |
| | Citrus Unshiu Peel（蜜柑皮） | 5 | 3 |
| | Atractylodes Rhizome（苍术） | 5 | 2 |
| | Earthworm（Lumbricus）（地龙） | 3 | 2 |
| | Panax Japonicus Rhizome（竹节参） | 6 | 3 |
| | Ginseng（人参） | 6 | 3 |
| 第十七栏 | Kakkonto（葛根汤） | 29 | — |
| | Kakkontokakikyo（葛根汤加桔梗） | 25 | — |
| | Keishito（桂枝汤） | 15 | — |
| | Kososan（香苏散） | 11 | 6 |
| | Saikokeishito（柴胡桂枝汤） | 24 | — |
| | Shosaikoto（小柴胡汤） | 24 | — |
| | Shoseiryuto（小青龙汤） | 24 | — |
| | Bakumondoto（麦门冬汤） | 30 | — |
| | Hangekovokuto（半夏厚朴汤） | 16 | — |
| | Maoto（麻黄汤） | 13 | — |

注：如果粉末列中没有给出每日最大剂量，则不接受粉末组合。

表 8-2　感冒药的汉方药配方与原料药成分配伍比例

| 汉方药物配方名称 | | 葛根汤 | 葛根汤加桔梗 | 桂枝汤 | 香苏散 | 柴胡桂枝汤 | 小柴胡汤 | 小青龙汤 | 麦门冬汤 | 半夏厚朴汤 | 麻黄汤 |
|---|---|---|---|---|---|---|---|---|---|---|---|
| 原料药成分及配伍比例 | Scutellaria Root（黄芩根） | | | | | 2 | 3 | | | | |
| | Pueraria Root（葛根） | 8 | 8 | | | | | | | | |
| | Glycyrrhiza（甘草） | 2 | 2 | 2 | 1 | 2 | 2 | 2 | 2 | | 2 |
| | Platycodon root（桔梗） | | 4 | | | | | | | | |
| | Apricot Kernel（杏仁） | | | | | | | | | | 4 |
| | Cinnamon Bark（肉桂皮） | 3 | 3 | 4 | | 3 | | 3 | | | 3 |
| | Cyperus Rhizome（香附根茎） | | | | 4 | | | | | | |
| | Brown Rice（糙米） | | | | | | | | 10 | | |
| | Magnolia Bark（厚朴） | | | | | | | | | 3 | |
| | Schisandra Fruit（五味子） | | | | | | | 3 | | | |
| | Bupleurum Root（柴胡） | | | | | 5 | 7 | | | | |
| | Asiasarum Root（细辛根） | | | | | | | 3 | | | |
| | Peony Root（牡丹根） | 3 | 3 | 4 | | 3 | | 3 | | | |
| | Ginger（姜） | 1 | 1 | 1 | 1 | 1 | 1 | 2 | | 1 | |
| | Perilla Herb（紫苏） | | | | 2 | | | | | 2 | |
| | Jujube（枣） | 4 | 4 | 4 | | 2 | 3 | | 3 | | |

续表

| 汉方药物配方名称 | | 葛根汤 | 葛根汤加桔梗 | 桂枝汤 | 香苏散 | 柴胡桂枝汤 | 小柴胡汤 | 小青龙汤 | 麦门冬汤 | 半夏厚朴汤 | 麻黄汤 |
|---|---|---|---|---|---|---|---|---|---|---|---|
| 原料药成分及配伍比例 | Citrus Unshiu Peel（蜜柑皮） | | | | 3 | | | | | | |
| | Ginseng（人参） | | | | | 2 | 3 | | 2 | | |
| | Ophiopogon Tuber（麦冬块茎） | | | | | | | | 8 | | |
| | Pinellia Tuber（半夏） | | | | | 4 | 5 | 5 | 5 | 5 | |
| | Poria Sclerotium（茯苓菌核） | | | | | | | | | 5 | |
| | Ephedra Herb（麻黄） | 4 | 4 | | | | | 3 | | | 4 |

表 8-3　年龄系数（感冒药）

| 年龄组 | 系数 |
|---|---|
| 15 岁及以上 | 1 |
| 11 至 15 岁以下 | 2/3 |
| 7 至 11 岁以下 | 1/2 |
| 3 至 7 岁以下 | 1/3 |
| 1 至 3 岁以下 | 1/4 |
| 6 个月至 1 岁以下 | 1/5 |
| 3 个月至 6 个月以下 | 1/6 |

# 二、解热镇痛药生产销售许可标准

## 1. 解热镇痛药的范围

受本标准约束的药物配方的范围包括用于减轻疼痛或发烧的口服药物

（不包括感冒药、基于汉方药物的配方以及仅由天然药物组成的配方）。

\* 汉方（Kampo）医学是日本的传统医学。

## 2. 许可标准

解热镇痛药的批准标准如下。

对于偏离这些标准的产品，应提交证实其有效性和安全性的数据以及配伍理由，将据此进行审查。

（1）活性成分种类

a. 可组合的活性成分类型见表8-4。

b. 活性成分必须包含表8-4第一栏第1组、第2组或第3组中的其中一种。

c. 除另有规定外，表8-4中不同栏的活性成分可以相互组合。

d. 表8-4第一栏第1组或第2组中最多有3种活性成分可以组合使用。

e. 表8-4第一栏第3组活性成分进行组合时，不得与同一栏活性成分同时组合。但是，当它们与同栏第1组的Acetaminophen（对乙酰氨基酚）、第2组的Ethenzamide（乙柳酰胺）和第4组的活性成分同时使用时，则不适用此规则。

f. 当表8-4第一栏第3组的活性成分进行组合或其同时与第一栏第1组的Acetaminophen（对乙酰氨基酚）或同一栏第2组的Ethenzamide（乙柳酰胺）组合时，可以与第二栏、三栏、四栏、五栏、六栏、八栏、九栏的活性成分组合。然而，当表8-4第一栏第3组活性成分以最大单剂量组合时，不应与其他成分进行组合。

g. 表8-4第一栏第4组活性成分进行组合时，应与同一栏第1组的Acetaminophen（对乙酰氨基酚）、第2组的Ethenzamide（乙柳酰胺）或第3组的活性成分同时组合，不得与同一栏第1组、第2组其他活性成分同时组合。

h. 表8-4第一栏第4组的有效成分与同一栏第1组的Acetaminophen（对乙酰氨基酚）、第2组的Ethenzamide（乙柳酰胺）或第3组的有效成分同时组合时，也可以与第二栏、四栏、五栏、六栏、八栏、九栏的有效成分组合。

i. 表 8–4 第二栏或第四栏的活性成分进行组合时，同一栏只能使用一种成分。

（2）活性成分的数量

a. 除另有规定外，每种活性成分的每日最大剂量应为表 8–4 中规定的剂量。

b. 表 8–4 第一栏第 1 组或第 2 组各有效成分的单次剂量下限为最大单次剂量的一半。第一栏第 1 组和第 2 组中有 2 种或 2 种以上活性成分组合后，每日剂量的下限为每日最大剂量的 1/5 或单次最大剂量的一半，两者以较低者为准。

c. 表 8–4 第二栏或第四栏活性成分的每日剂量下限为每日最大剂量的 1/5 或单次最大剂量的一半，两者以较低者为准。

d. 当组合使用时，表 8–4 第六栏中活性成分的每日剂量下限为每日最大剂量的 1/5。但是，如果每天服用 2 次这种药物，单次剂量的下限是每日最大剂量的 1/15。

e. 表 8–4 第一栏第 1 组和第 2 组中有 2 种或 2 种以上活性成分组合时，每一种活性成分的含量除以各自的最大日剂量（对乙酰氨基酚为括号内的剂量）所得值之和不应超过表 8–5 所示的组合系数，且必须大于各自系数的一半。

f. 若表 8–4 第一栏第 1 组或第 2 组中有 2 种或 2 种以上活性成分组合使用，组合中每一种活性成分的数量除以其各自的每日最大剂量所得到的数值之和不应超过 1。

g. 表 8–4 第一栏第 1 组或第 2 组的活性成分与第七栏的活性成分结合时，适用第 2（2）e 条的规定。

h. 表 8–4 第七栏、八栏、九栏中的活性成分的每日剂量下限应为每日最大剂量的 1/10。

i. 表 8–4 第一栏活性成分中仅有第 3 组活性成分进行组合时，单次最大剂量为 200mg 或 150mg。如单次剂量为 200mg，则每日最高剂量为 400mg。

j. 表 8-4 第一栏第 3 组的活性成分与同一栏第 1 组的 Acetaminophen（对乙酰氨基酚）或第 2 组的 Ethenzamide（乙柳酰胺）同时组合时，组合剂量应以表 8-6 所示为限。

k. 表 8-4 第一栏第 4 组的活性成分与同一栏第 1 组的 Acetaminophen（对乙酰氨基酚）、第 2 组的 Ethenzamide（乙柳酰胺）或第 3 组的活性成分同时组合时，组合剂量应以表 8-7 所示为限。

（3）剂型　剂型为片剂、胶囊、丸剂、颗粒剂和粉剂。

（4）剂量和服用方法

A. 现作如下规定

a. 每天一次时：每天服药不要超过一次。尽量避免空腹服药。

b. 每天两次时：每日服药不超过两次，每次间隔至少 6 小时。尽量避免空腹服药。

c. 每日三次时：每日服药不超过三次，每次间隔至少 4 小时。尽量避免空腹服药。

B. 不允许 3 个月以下婴儿服用。

C. 含有表 8-4 第一栏第 2 组的 Aspirin（阿司匹林）、Aspirin aluminum（阿司匹林铝）、Sasapyrine（双水杨酯）或 Sodium salicylate（水杨酸钠）的配方、含有第一栏第 3 组或第 4 组活性成分的配方，15 岁以下儿童不宜服用。

D. 含表 8-4 第三栏活性成分的配方，不允许 5 岁以下儿童服用。

E. 硬胶囊、直径大于 6mm 的软胶囊、丸剂、片剂，不允许 5 岁以下儿童服用。

F. 直径小于 6mm 的软胶囊、丸剂和片剂，不允许 3 岁以下儿童服用。

G. 对于 15 岁以下儿童，每日可接受的最大剂量是将表 8-8 中各年龄组的系数乘以 2（2）中所列活性成分的量所得到的值。

H. 含有表 8-4 第三栏活性成分的配方用于 15 岁以下儿童时，单次最大剂量为 140mg，日最大剂量为 420mg。15 岁以下儿童每日最大剂量为表 8-4 中每日最大剂量（420 mg）乘以表 8-8 中相应年龄组的系数所得到的量。

（5）适应证　适应证应在下列范围内。

a.缓解头痛、牙痛、拔牙后疼痛、咽喉痛、耳痛、关节痛、神经痛、腰痛、肌肉痛、肩关节僵硬疼痛、挫伤痛、骨折痛、扭伤痛、月经痛和外伤痛。

b.缓解因发冷（发烧觉得冷）或发热而产生的发烧。

表8-4　解热镇痛药有效成分和最大单次剂量与每日最大剂量

| 类别 | | 活性成分 | 最大单次剂量（mg） | 每日最大剂量（mg） |
|---|---|---|---|---|
| 第一栏 | 第1组 | Acetaminophen（对乙酰氨基酚） | 300 | 900（1500）* |
| | | Lactylphenetidine（乳酰基苯乙胺） | 200 | 600 |
| | 第2组 | Aspirin（阿司匹林） | 750 | 1500 |
| | | Aspirin aluminum（阿司匹林铝） | 1000 | 2000 |
| | | Ethenzamide（乙柳酰胺） | 500 | 1500 |
| | | Sasapyrine（双水杨酯） | 500 | 1500 |
| | | Salicylamide（水杨酰胺） | 1000 | 3000 |
| | | Sodium salicylate（水杨酸钠） | 1000 | 3000 |
| | 第3组 | Ibuprofen（布洛芬） | 200 | 450 |
| | 第4组 | Isopropylantipyrine（异丙安替比林） | 150 | 450 |
| 第二栏 | | Allylisopropylacetylurea（烯丙基异丙基乙酰脲） | 60 | 180 |
| | | Bromvalerylurea（溴滑利尿素） | 200 | 600 |
| 第三栏 | | Tranexamic acid（氨甲环酸） | 250（93.4）** | 750（280）** |
| 第四栏 | | Caffeine and sodiumBenzoate（安钠咖） | 150 | 300 |
| | | Caffeine hydrate（咖啡因水合物） | 120 | 250 |
| | | Anhydrous caffeine（咖啡因） | 120 | 250 |
| 第五栏 | | Vitamin B$_1$, its derivatives, and their salts（维生素 B$_1$ 及其衍生物及其盐类） | | 25（1）** |
| | | Vitamin B$_2$, its derivatives, and their salts（维生素 B$_2$ 及其衍生物及其盐类） | | 12（2）** |
| | | Vitamin C, its derivatives, and their salts（维生素 C 及其衍生物及其盐类） | | 500（50）** |
| | | Hesperidin, its derivatives, and their salts（橙皮苷及其衍生物及其盐类） | | 90（18）** |

续表

| 类别 | 活性成分 | 最大单次剂量（mg） | 每日最大剂量（mg） |
|---|---|---|---|
| 第六栏 | Glycine（甘氨酸） | | 900 |
| | Magnesium silicate（硅酸镁） | | 3000 |
| | Synthetic aluminum silicate（合成硅酸铝） | | 3000 |
| | Synthetic hydrotalcite（合成水滑石） | | 4000 |
| | Magnesium oxide（氧化镁） | | 500 |
| | Dihyrdoxyaluminum and aminoacetate（二羟基氨基乙酸铝） | | 1500 |
| | Aluminum hydroxide gel（as dried aluminum hydroxide gel）[氢氧化铝凝胶（作为干燥氢氧化铝凝胶）] | | 1000 |
| | Dried aluminum hydroxide gel（干燥氢氧化铝凝胶） | | 1000 |
| | Aluminum hydroxide-Sodium hydrogen carbonate coprecipitate（氢氧化铝－碳酸氢钠共沉淀物） | | 900 |
| | Aluminum hydroxide-Magnesium carbonate mixed dried gel（氢氧化铝－碳酸镁混合干燥凝胶） | | 3000 |
| | Aluminum hydroxide-Magnesium carbonate-Calcium carbonate coprecipitate（氢氧化铝－碳酸镁－碳酸钙共沉淀物） | | 1500 |
| | Magnesium hydroxide-Aluminum potassium sulfate coprecipitation product（氢氧化镁－硫酸铝钾共沉淀产物） | | 1800 |
| | Magnesium carbonate（碳酸镁） | | 2000 |
| | Magnesium aluminometasilicate（硅镁铝） | | 1500 |

＊当每一种活性成分的每日最大剂量按第2（2）e条规定计算时，使用括号内的数字。

＊＊括号内的数字是组合中数量的下限。

### 原料药：

| 类别 | 活性成分 | 每日最大剂量（g） | |
|---|---|---|---|
| | | 提取物（换算成原料药的量） | 粉末 |
| 第七栏 | Earthworm（Lumbricus）（地龙） | 3 | 2 |

| 类别 | 活性成分 | 每日最大剂量（g） | |
|---|---|---|---|
| | | 提取物（换算成原料药的量） | 粉末 |
| 第八栏 | Japanese Valerian（日本缬草） | 6 | 2 |
| | Glycyrrhiza（甘草） | 5 | 1.5 |
| | Cinnamon Bark（肉桂皮） | 5 | 1 |
| | Peony Root（牡丹根） | 5 | 2 |
| | Mountan Bark（山树皮） | 6 | 2 |
| 第九栏 | Japanese Zanthoxylum Peel（日本花椒皮） | 2 | 1 |
| | Ginger（姜） | 3 | 1 |
| | Citrus Unshiu Peel（蜜柑皮） | 5 | 3 |

表 8-5　将第一栏第 1 组或第 2 组中的 2 种或 2 种以上活性成分组合在一起的组合系数
（解热镇痛药）

| 活性成分组合数量 ＼ 服用方法 | 一日 3 次 | 一日 2 次 | 一日 1 次 |
|---|---|---|---|
| 两种活性成分 | 34/30 | 32/30 | 18/30 |
| 三种活性成分 | 38/30 | 36/30 | 19/30 |

表 8-6　第一栏第 3 组活性成分与第一栏第 1 组或第 2 组活性成分的组合模式
（解热镇痛药）

（每日剂量，—：组合不可接受）

| 第一栏第 3 组 | | 450mg | 432mg | 390mg |
|---|---|---|---|---|
| 第一栏第 1 组 | Acetaminophen（对乙酰氨基酚） | 195mg | — | 390mg |
| 第一栏第 2 组 | Ethenzamide（乙柳酰胺） | — | 252mg | — |

**表 8–7  第一栏第 4 组活性成分与第一栏第 1、2 或 3 组活性成分的组合模式**

**（解热镇痛药）**

（每日剂量，—：组合不可接受）

| 第一栏第 4 组 | | 450mg | 450mg | 300mg |
|---|---|---|---|---|
| 第一栏第 1 组 | Acetaminophen（对乙酰氨基酚） | 750mg | — | — |
| 第一栏第 2 组 | Ethenzamide（乙柳酰胺） | — | 750mg | — |
| 第一栏第 3 组 | Ibuprofen（布洛芬） | — | — | 100mg |

**表 8–8  年龄系数（解热镇痛药）**

| 年龄组 | 系数 |
|---|---|
| 15 岁及以上 | 1 |
| 11 至 15 岁以下 | 2/3 |
| 7 至 11 岁以下 | 1/2 |
| 3 至 7 岁以下 | 1/3 |
| 1 至 3 岁以下 | 1/4 |
| 6 个月至 1 岁以下 | 1/5 |
| 3 个月至 6 个月以下 | 1/6 |

# 三、肠胃药物生产销售许可标准

## 1. 肠胃药的范围

受本标准约束的治疗范围包括为缓解胃肠道疾病症状而制定的口服药物（不包括胃肠排空药物和基于汉方药物的配方）。

\* 汉方（Kampo）医学是日本的传统医学。

## 2. 许可标准

肠胃药的批准标准如下。对于偏离这些标准的产品，应提交证实其有效性和安全性的数据以及配伍理由，将据此进行审查。

（1）活性成分种类

a. 表 8-9 列出了可能使用的活性成分。

b. 主要含有第一栏、二栏、三栏、四栏活性成分的制剂，可以与第一栏、二栏、三栏、四栏其他的活性成分以及第五栏活性成分（限于第 3、4、5 组中有 "▲" 标记的）、第七栏、八栏中的活性成分配伍。然而，尽管有上述规定，主要成分仅含有第一栏中成分的制剂不能含有第四栏第 2 组活性成分或第五栏第 5 组中带有 "▲" 标记的活性成分。仅含有第四栏活性成分的制剂中不能含有第七栏中的活性成分。

c. 主要含有表 8-9 第五栏活性成分的制剂可包含第一栏、二栏、三栏、四栏或六栏活性成分［限于第 1 组的 Scopolia Extract（莨菪萃取物）和第 4 组的活性成分］。

d. 主要含有表 8-9 第六栏活性成分的制剂可包含第一栏（第 3 组除外）的活性成分和第二栏、第三栏以及第五栏（仅限于第 3 组和第 4 组）的活性成分。然而，主要含有第六栏第 1 组活性成分的制剂不能包含第二栏的活性成分［仅限于第 1 组的 Nux Vomica Extract（马钱子浸膏）和第 3 组的活性成分］。当第六栏（第 4 组除外）的活性成分进行组合时，每组仅能使用 1 种活性成分。

e. 表 8-9 第七栏（第 9 组除外）的有效成分进行组合时，每组仅能使用 1 种活性成分。

f. 第一栏（第 3 组除外）和第二栏第 2 组的活性成分不能在同一制剂中组合。

g. 当相同的活性成分在表 8-9 的至少两栏中出现时，配方中不可重复使用该相同活性成分。

h. 表 8-9 第五栏第 1 组的 Berberine chloride（氯化小檗碱）和 Berberine

tannate（鞣酸小檗碱）不得与第二栏第 1 组或第五栏第 5 组的 Coptis Rhizome（黄连根茎）或 Phellodendron Bark（黄柏皮）组合使用。第七栏第 3 组的 Glycyrrhizinic acid，its salts，and glycyrrhiza extracts（甘草酸及其盐类和甘草提取物）不能与第七栏第 9 组的 Glycyrrhiza（甘草）组合使用。

i. 只要有充分的理由，附录中的维生素可以与表 8-9 中列出的活性成分组合使用，效果温和。

（2）活性成分的数量

a. 表 8-9 所列有效成分的每日最大剂量（第三栏第 1 组和第四栏第 1 组的有效成分除外）应与表 8-9 的数据相符。最大单次剂量为每日最大剂量的 1/3。

b. 表 8-9 第一栏第 1 组或第 1 栏第 2 组不少于两种活性成分组合时，每一活性成分的含量除以其每日最大剂量所得的数值之和不应超过 2。

c. 表 8-9 第二栏的第 2 或 3 组中至少 2 种活性成分组合时，或第三栏第 2 组中至少 2 种活性成分组合或第五栏第 1 组、2 组、3 组或 4 组中至少 2 种活性成分组合时，各组每种活性成分的量除以其各自的最大日剂量而获得的值的总和不应超过 1。

d. 表 8-9 中第二栏第 1 组标有 "*" 的生药与主要活性成分来自第一栏的制剂配伍时，有关原料药的日剂量不应超过表 8-9 所示每日最大剂量的 1/10。

e. 当主要活性成分来自第一栏第 1 组和第 2 组并且通过其他指定的方法测试酸中和能力或 pH 时，制剂日剂量的酸中和能力不应低于 150ml（当表示为消耗的 0.1mol/L 盐酸的量时），制剂的 pH 应不小于 3.5。单剂量制剂的酸中和能力应不低于 50ml。

f. 在主要含有表 8-9 第三栏第 1 组活性成分的制剂中，单剂量制剂中消化酶的消化活性不应低于以下至少 1 种的每日最小单位：淀粉糖化活性、淀粉糊化活性、淀粉液化活性、蛋白质消化活性、脂肪消化活性、纤维蛋白糖化活性、纤维蛋白崩解活性。单剂量的最小单位应为每日最小单位的 1/3。

g. 主要含有表 8-9 第四栏第 1 组有效成分的制剂，其有效成分的每日最低剂量为表 8-9 所示,单次最低剂量为每日最低剂量的 1/3。

(3)剂型　剂型为胶囊、颗粒剂、丸剂、细颗粒、粉剂、膏方、片剂、浸剂、煎剂、口服液(仅限于以第一栏、二栏为主要成分的作用温和制剂)。

(4)剂量和服用方法

a. 原则上,给药应为每日 3 次。主要含有表 8-9 第一栏或二栏活性成分的口服液,或主要含有表 8-9 第五栏或六栏活性成分的制剂,每天可服用 1~3 次,如果每天服用不少于 2 次,则每剂量间隔时间不得少于 4 小时。

b. 对于浸剂和煎剂,应标明使用时的制备方法。

c. 应指明给药时间(如饭前、饭后或饭中)和给药间隔。

d. 不允许未满 3 个月的婴儿服用。

e. 对于直径大于 6mm 的胶囊、药丸或片剂,不允许 5 岁以下儿童服用。

f. 对于直径小于 6mm 的药丸或片剂,不允许 3 岁以下儿童服用。

g. 小于 15 岁儿童的最大日剂量为将表 8-9 中列出的最大日剂量乘以表 8-10 中所列相应年龄范围的系数所得到的值。

h. 小于 15 岁儿童的最低日剂量为(2)(e)和(2)(f)中规定的最低日剂量应乘以表 8-10 中相应年龄范围的系数所得到的值。但是,无论年龄大小,都应适用(2)(g)中规定的最低日剂量。

(5)适应证

a. 主要含有表 8-9 中栏目(第七栏和第八栏除外)活性成分的制剂适应证范围见表 8-11。当从第一栏、二栏、三栏和四栏中至少 2 种活性成分作为主要成分时,适应证应涵盖有关栏中的所有内容。

表 8-11 第三栏的适应栏适用于主要活性成分为第三栏第 1 组的制剂,但前提是每日最小单位至少达到以下 1 项:淀粉糖化活性、淀粉糊化活性、淀粉液化活性、蛋白质消化活性、脂肪消化活性。

b. 对于表明适应于表 8-11 第五栏或六栏中适应证的制剂,不应适应于同一表格其他栏中列出的适应证。

c. 尽管有上述标准,但含有表 8-9 第一栏活性成分和第二栏第 1 组中 Nux Vomica Extract(马钱子浸膏)的制剂不适用于表 8-11 第一栏的适应证。

此外，只含有表 8-9 第一栏第 3 组活性成分的制剂不适用于表 8-11 第一栏的适应证。

表 8-9　胃肠药有效成分和最大每日剂量

| 类别 | | 有效成分名称 | 每日最大剂量 |
|---|---|---|---|
| 第一栏 | 第 1 组 | Dried aluminum hydroxide gel（干燥氢氧化铝凝胶） | 3g |
| | | Magnesium aluminosilicate（硅酸铝镁盐） | 4g |
| | | Magnesium silicate（硅酸镁） | 6g |
| | | Synthetic aluminum silicate（合成硅酸铝） | 10g |
| | | Synthetic hydrotalcite（合成水滑石） | 4g |
| | | Magnesium oxide（氧化镁） | 1g |
| | | Magnesium hydroxide-aluminum hydroxide co-precipitate（氢氧化镁 - 氢氧化铝共沉淀） | 4g |
| | | Aluminum hydroxide gel（氢氧化铝凝胶） | 30ml（1.2g 作为氧化铝） |
| | | Aluminum hydroxide-sodium bicarbonate co-precipitate（氢氧化铝 - 碳酸氢钠共沉淀） | 2g |
| | | Dried mixed aluminum hydroxide and magnesium carbonate gel（干混氢氧化铝和碳酸镁凝胶） | 3g |
| | | Aluminum hydroxide-magnesium carbonate-calcium carbonate co-precipitate（氢氧化铝 - 碳酸镁 - 碳酸钙共沉淀） | 4g |
| | | Magnesium hydroxide（氢氧化镁） | 2.4g |
| | | Sodium bicarbonate（碳酸氢钠） | 5g |
| | | Magnesium carbonate（碳酸镁） | 2g |
| | | Precipitated calcium carbonate（沉淀碳酸钙） | 3g |
| | | Magnesium aluminometasilicate（硅镁铝） | 4g |
| | | Anhydrous dibasic calcium phosphate（无水磷酸氢二钙） | 2.4g |
| | | Dibasic calcium phosphate（磷酸氢二钙） | 3g |
| | | Cuttlefish Bone（乌贼骨） | 3g |
| | | Abalone Shell（石决明） | 3g |
| | | Oyster Shell（牡蛎壳） | 3g |
| | 第 2 组 | Aminoacetic acid（氨基乙酸） | 0.9g |
| | | Dihydroxyaluminum aminoacetate（氨乙酸甘羟铝） | 3g |
| | 第 3 组 | Scopolia Extract（莨菪萃取物） | 30mg |

续表

| 类别 | | 活性成分的名称 | 每日最大剂量（g） | |
|---|---|---|---|---|
| | | | 提取物（换算成原料药的量） | 粉末 |
| 第二栏 | 第1组 | Aniseed（茴香） | 3 | 1 |
| | | Aloe（芦荟） | — | 0.15 |
| | | Fennel（茴香） | 3 | 1 |
| | | Turmeric（姜黄） | 6 | 2 |
| | | Lindera Root（乌药） | 5 | 1 |
| | | Isodon Herb（伊索顿药草） | 10 | 3 |
| | | Scutellaria Root（黄芩根） | 6 | 3 |
| | | Phellodendron Bark（黄柏皮） | 3 | 3 |
| | | Coptis Rhizome（黄连） | 3 | 1.5 |
| | | Processed Garlic Bulb（加工大蒜鳞茎） | — | 0.2 |
| | | Zedoary（片姜黄） | 3 | 3 |
| | | Pogostemon Herb（广藿香草） | 8 | 3 |
| | | Calamus Root（菖蒲根） | 6 | 2 |
| | | Processed Ginger（加工生姜） | 3 | 1 |
| | | Orange Fruit（橘子） | 5 | 2 |
| | | Immature Orange（稚橘） | 5 | 2 |
| | | Cinnamon Bark（肉桂皮） | 5 | 1 |
| | | Gentian（龙胆） | 1.5 | 0.5 |
| | | Red Ginseng（红参） | 6 | 3 |
| | | Magnolia Bark（厚朴） | 5 | 1.5 |
| | | Euodia Fruit（吴茱萸） | 3 | 1 |
| | | *Pepper（胡椒） | 5 | 1.5 |
| | | Calumba（非洲防己） | 5 | 1.5 |
| | | Condurango（牛奶菜） | 9 | 3 |
| | | *Japanese Zanthoxylum Peel（日本花椒皮） | 3 | 1 |
| | | Resurrection Lily Rhizome（山奈） | 6 | 2 |
| | | Perilla Fruit（紫苏子） | 6 | 3 |
| | | Amomum Seed（砂仁） | 3 | 1 |
| | | Ginger（姜） | 3 | 1 |
| | | Citrus Unshiu Peel（蜜柑皮） | 5 | 3 |
| | | *Capsicum（辣椒） | — | 0.1 |
| | | Bitter Orange Peel（苦橙皮） | 5 | 3 |
| | | Animal bile（including Bear Bile）（动物胆汁，含熊胆） | — | 0.5 |
| | | Picrasma Wood（苦木） | 5 | 0.5 |
| | | Nutmeg（肉豆蔻） | 3 | 1 |
| | | Ginseng（人参） | 6 | 3 |

续表

| 类别 | | 活性成分的名称 | 每日最大剂量（g） | |
|---|---|---|---|---|
| | | | 提取物（换算成原料药的量） | 粉末 |
| 第二栏 | 第1组 | Mentha Herb（including peppermint）（薄荷草，包括薄荷） | 3 | 1 |
| | | Long pepper（荜茇） | 2 | 0.5 |
| | | Atractylodes Rhizome（苍术） | 5 | 2 |
| | | Hop Strobile（啤酒花） | 3 | 1 |
| | | Nux Vomica Extract（马钱子浸膏） | — | 0.03 |
| | | Menyanthes trifolia herb（三叶薄荷草本植物） | 4 | 1.3 |
| | | Saussurea Root（雪莲根） | 3 | 1 |
| | | Bitter Cardamon（苦豆蔻） | 3 | 1 |
| | | Japanese Gentian（日本龙胆） | 15 | 0.5 |
| | | Alpinia Officinarum Rhizome（高良姜） | 3 | 1 |
| | | Cardamon（豆蔻） | 3 | 1 |
| | | Immature Citrus Unshiu Peel（半熟柑橘皮） | 5 | 3 |
| | | Acorus Gramineus Rhizome（石菖蒲） | 6 | 2 |
| | | Centaury Herb（矢车菊草） | 2 | 0.7 |
| | | Swertia Herb（日本当药） | 1.5 | 0.05 |
| | | Atractylodes Lancea Rhizome（苍术） | 5 | 2 |
| | | Perilla Herb（紫苏） | 2 | 1 |
| | | Star Anise（八角茴香） | 3 | 1 |
| | | Rhubarb（大黄） | 0.2 | 0.1 |
| | | Panax（人参） | 6 | 3 |
| | | Japonicus Rhizome Clove（日本丁香） | 2 | 0.5 |
| | | Fennel Oil（茴香油） | 0.08 | |
| | | Cinnamon Oil（肉桂油） | 0.03 | |
| | | Ginger Oil（生姜油） | 0.03 | |
| | | Cardamon Oil（豆蔻油） | 0.03 | |
| | | Clove Oil（丁香油） | 0.02 | |
| | | Bitter Orange Peel Oil（苦橙皮油） | 0.03 | |
| | | Mentha Oil（薄荷油） | 0.03 | |
| | | Lemon Oil（柠檬油） | 0.03 | |
| | | *l*–Menthol（左旋薄荷醇） | 0.18 | |
| | | *dl*–Menthol（消旋薄荷醇） | 0.18 | |
| | 第2组 | Betaine hydrochloride（盐酸甜菜碱） | 0.6 | |
| | | L–Glutamic acid hydrochloride（L–谷氨酸盐酸盐） | 1.8 | |

续表

| 类别 | | 活性成分的名称 | 每日最大剂量（g） | |
|---|---|---|---|---|
| | | | 提取物（换算成原料药的量） | 粉末 |
| 第二栏 | 第3组 | Carnitine chloride（卡尼汀，康胃素）<br>Bethanechol chloride（氯贝胆碱） | 0.6<br>0.045 | |
| | 第4组 | Dried yeast（干酵母） | 10 | |

| 类别 | | 有效成分名称 | 最小日单位（注释1） |
|---|---|---|---|
| 第三栏 | 第1组 | Starch digestive enzymes（淀粉消化酶） | 淀粉糖化活性：250 单位<br>淀粉糊化活性：210 单位<br>淀粉液化活性：360 单位 |
| | | Protein digestive enzymes（蛋白质消化酶） | 蛋白质水解活性：1500 单位 |
| | | Fat digestive enzymes（脂肪消化酶） | 脂肪消化活性：100 单位 |
| | | Fibrin digestive enzymes（纤维蛋白消化酶） | 纤维蛋白糖化活性：13 单位<br>纤维蛋白崩解活性：25 单位 |
| | | 有效成分名称 | 每日最大剂量（g） |
| | 第2组 | Ursodesoxycholic acid（熊去氧胆酸）<br>Oxycholanates（含氧胆酸盐）<br>Cholic acid（胆酸）<br>Gall powder（胆粉）<br>Gall extract（powder）[五倍子提取物（粉末）]<br>Dehydrocholic acid（去氢胆酸）<br>Animal bile（including Bear Bile）（动物胆汁，含熊胆） | 0.06<br>0.15<br>0.9<br>1.5<br>0.5<br>0.5<br>0.5 |

注释 1：各消化酶消化活性的测定方法另行规定。

| 类别 | | 有效成分名称 | 每日最大剂量 |
|---|---|---|---|
| 第四栏 | 第1组 | Live bacteria for intestinal regulation（肠道调节活菌） | $1 \times 10^{6}$ |

续表

| 类别 | | 有效成分名称 | 每日最大剂量（g） | |
|---|---|---|---|---|
| | | | 提取物（换算成原料药的量） | 粉末 |
| 第四栏 | 第2组 | Mallotus Bark（野梧桐皮） | 5 | 1.5 |
| | | Gambir（黑儿茶） | — | 2 |
| | | Processed Mume（加工乌梅） | 10 | 3 |
| | | Cassia Seed（决明子） | 10 | 3 |
| | | Geranium Herb（天竺葵） | 10 | 3 |

| 类别 | | 有效成分名称 | 每日最大剂量（g） | |
|---|---|---|---|---|
| 第五栏 | 第1组 | Acrinol（依沙吖啶，利凡诺） | 0.3 | |
| | | Berberine chloride（氯化小檗碱） | 0.3 | |
| | | Guaiacol（愈创木酚） | 0.6 | |
| | | Creosote（杂酚油） | 0.5 | |
| | | Phenyl salicylate（水杨酸苯酯） | 1 | |
| | | Guaiacol carbonate（愈创木酚碳酸酯） | 1.2 | |
| | | Berberine tannate（鞣酸小檗碱） | 0.3 | |
| | 第2组 | Bismuth subsalicylate（次水杨酸铋） | 3 | |
| | | Bismuth subnitrate（亚硝酸铋） | 2 | |
| | | Bismuth subcarbonate（碱式碳酸铋） | 3 | |
| | | Bismuth subgallate（次没食子酸铋） | 2 | |
| | | Tannic acid（鞣酸） | 1.2 | |
| | | Albumin tannate（鞣酸蛋白质） | 4 | |
| | | Methylene thymol tannin（亚甲基麝香草酚单宁） | 2 | |
| | 第3组 | Kaolin（高岭土） | 10 | |
| | | Natural aluminum silicate（天然硅酸铝） | 10 | |
| | | Aluminum hydroxynaphthoate（羟基萘甲酸铝） | 0.9 | |
| | | Pectin（果胶） | 0.6 | |
| | | Medicinal carbon（药用炭） | 5 | |
| | 第4组 | Precipitated calcium carbonate（沉淀碳酸钙） | 3 | |
| | | Calcium lactate（乳酸钙） | 5 | |
| | | | 提取物（g）（换算成原料药的量） | 粉末（g） |
| | 第5组 | ▲ Gambir（黑儿茶） | — | 2 |
| | | ▲ Processed Mume（加工乌梅） | 10 | 3 |

续表

| 类别 | | 有效成分名称 | 每日最大剂量（g） | |
|---|---|---|---|---|
| 第五栏 | 第 5 组 | Phellodendron Bark（黄柏皮） | 9 | 3 |
| | | Coptis Rhizome（黄连根茎） | 3 | 1.5 |
| | | Sophora Root（苦参） | 3 | 1.5 |
| | | ▲ Geranium Herb（天竺葵） | 10 | 3 |
| | | Rhus Javanica Nutgall（五倍子） | — | 3 |
| | | ▲ Crataegus Fruit（山楂） | 8 | 3 |
| | | Swertia Herb（日本当药） | — | 0.9 |
| | | Myrica Rubra Bark（杨梅树皮） | 5 | 2 |

| 类别 | | 有效成分名称 | 每日最大剂量 | |
|---|---|---|---|---|
| 第六栏 | 第 1 组 | Oxyphencyclimine hydrochloride（盐酸奥西克利平） | 7 mg | |
| | | Dicyclomine hydrochloride（盐酸双环维林） | 30 mg | |
| | | Methixene hydrochloride（盐酸美噻吨） | 8.75 mg | |
| | | Scopolamine hydrobromide（氢溴酸东莨菪碱） | 0.3 mg | |
| | | Atropine methylbromide（甲溴阿托品） | 6 mg | |
| | | Anisotropine methylbromide（甲溴辛托品） | 30 mg | |
| | | Scopolamine methylbromide（甲溴东莨菪碱） | 4.8 mg | |
| | | l–Hyoscyamine methylbromide（L–溴甲莨菪碱） | 2.25 mg | |
| | | Methylbenactyzium bromide（甲基贝那替秦） | 30 mg | |
| | | Belladonna extract（颠茄提取物） | 60 mg | |
| | | Isopropamide iodide（异丙碘胺） | 7.5 mg | |
| | | Diphenylpiperidinomethyldioxolane iodide（二苯基哌啶二甲基二氧戊环碘化物） | 60 mg | |
| | | Scopolia Extract（莨菪萃取物） | 60 mg | |
| | | Scopolia Rhizome（Total）Alkaloid citrates［山莨菪（总）生物碱枸橼酸盐］ | 1 mg | |
| | 第 2 组 | Papaverine hydrochloride（盐酸罂粟碱） | 90mg | |
| | 第 3 组 | Ethyl aminobenzoate（苯佐卡因） | 0.6mg | |
| | | | 提取物（g）（换算成原料药的量） | 粉末（g） |
| | 第 4 组 | Corydalis Tuber（延胡索块茎） | 5 | 1.5 |
| | | Glycyrrhiza（甘草） | 5 | 1.5 |
| | | Magnolia Bark（厚朴） | 5 | 1.5 |
| | | Peony Root（牡丹根） | 5 | 2 |

续表

| 类别 | | 有效成分名称 | 每日最大剂量（g） | |
|---|---|---|---|---|
| 第七栏 | 第 1 组 | Sodium azulene sulfonate（薁磺酸钠） | 0.006 | |
| | 第 2 组 | Aldioxa（尿囊素铝） | 0.3 | |
| | 第 3 组 | Glycyrrhizinic acid，its salts，and glycyrrhiza extracts（甘草酸及其盐类和甘草提取物） | 0.2（作为甘草酸） | |
| | 第 4 组 | L–Glutamine（左旋谷氨酰胺） | 2 | |
| | 第 5 组 | Potassium copper chlorophyllin（叶绿素铜钾）<br>Sodium copper chlorophyllin（叶绿素铜钠） | 0.2<br>0.2 | |
| | 第 6 组 | Histidine monohydrochloride（组氨酸单盐酸盐） | 0.18 | |
| | 第 7 组 | Pepsin decomposition products of pig stomach wall（猪胃壁胃蛋白酶分解产物）<br>Acid hydrolysis products of pig stomach wall（猪胃壁酸水解产物） | 0.3<br>0.3 | |
| | 第 8 组 | Methylmethioninesulfonium chloride（甲基甲硫氨酸氯化铵） | 0.15 | |
| | 第 9 组 | | 提取物（g）（换算成原料药的量） | 粉末（g） |
| | | Mallotus Bark（野梧桐皮）<br>Corydalis Tuber（延胡索块茎）<br>Glycyrrhiza（甘草） | 5<br>5<br>5 | 1.5<br>1.5<br>1.5 |
| 第八栏 | | Dimethylpolysiloxane（聚二甲基硅氧烷） | | 0.18g |

表 8–10　年龄系数（胃肠药）

| 年龄组 | 系数 |
|---|---|
| 15 岁及以上 | 1 |
| 11 至 15 岁以下 | 2/3 |
| 8 至 11 岁以下 | 1/2 |
| 5 至 8 岁以下 | 1/3 |
| 3 至 5 岁以下 | 1/4 |
| 1 岁至 3 岁以下 | 1/5 |
| 3 个月至 1 岁以下 | 1/10 |

表 8-11　胃肠药主要活性成分与适应证

| 主要成分 | 适应证 |
|---|---|
| 第一栏 | 胃酸过多、胃灼热、胃部不适、胃部饱胀感、胃部收缩感、胃部重、胸部重、打嗝。恶心（干呕、胃干呕、因宿醉和过度冲洗而干呕、恶心）、呕吐、过度饮酒（过度漱口）和胃痛 |
| 第二栏 | 食欲不振（厌食症）、胃和腹部饱胀感、消化不良、胃虚弱、饮食过量（暴饮）、过度饮酒（过度冲洗）、胃灼热、胃部收缩感（胃部沉重）、胸部沉重、恶心（干呕、胃部干呕、胃部不适）。因宿醉、过度洗涤、恶心而抽搐和呕吐 |
| 第三栏 | 促进消化、消化不良、食欲不振（厌食）、过量进食（暴食）、胃部收缩感（胃部沉重）、胸部沉重、消化不良引起的胃部和腹部饱胀感 |
| 第四栏 | 肠道调节（大便调节）、腹部饱胀感、软便、便秘 |
| 第五栏 | 腹泻、消化不良腹泻、食物中毒、呕吐和清洗、水中毒、腹泻、软便和伴有腹痛的腹泻（注释 1） |
| 第六栏 | 胃痛、腹痛、夹痛（绞痛、痉挛）、胃酸过多和胃灼热 |

（注释 1）仅当包含第六栏第 1 组中的莨菪萃取物时。

主要含有第二或三栏活性成分的制剂中可含有的维生素及其最大日剂量如下所示。

| 主要成分 | 最大日剂量 |
|---|---|
| Vitamin $B_1$, its derivatives, and their salts（维生素 $B_1$ 及其衍生物及其盐类） | 25mg |

主要含有第四栏活性成分的制剂中所含维生素及其最大日剂量如下所示。

| 主要成分 | 最大日剂量 |
|---|---|
| Nicotinamide（烟酰胺） | 5mg |
| Calcium panthothenate（泛酸钙） | 30mg |
| Biotin（生物素） | 25μg |
| Vitamin $B_1$, its derivatives, and their salts（维生素 $B_1$ 及其衍生物及其盐类） | 25mg |
| Vitamin $B_2$, its derivatives, and their salts（维生素 $B_2$ 及其衍生物及其盐类） | 12mg |
| Vitamin $B_6$, its derivatives, and their salts（维生素 $B_6$ 及其衍生物及其盐类） | 50mg |
| Vitamin C, its derivatives, and their salts（维生素 C 及其衍生物及其盐类） | 500mg |

然而，生物素和烟酰胺的配伍只有在同时配伍活乳酸菌或乳酸产生菌用于肠道调节时才允许。

主要含有第五栏活性成分的制剂中所含维生素及其最大日剂量如下

所示。

| 主要成分 | 最大日剂量 |
|---|---|
| Vitamin B$_1$，its derivatives，and their salts（维生素 B$_1$ 及其衍生物及其盐类） | 25mg |
| Vitamin B$_2$，its derivatives，and their salts（维生素 B$_2$ 及其衍生物及其盐类） | 12mg |

# 四、一般用汉方制剂生产销售许可标准（部分）

## 1. 安中散

【成分·含量】桂皮 3~5 克，延胡索 3~4 克，牡蛎 3~4 克，茴香 1.5~2 克，缩砂 1~2 克，甘草 1~2 克，良姜 0.5~1 克。

【用法·用量】（1）散剂　一次 1~2 克，一日 2~3 次。

（2）煎服。

【适应证】适用于体力中等以下人群，有腹部无力、胃痛或腹痛、时有伴随胃灼热或嗳气、胃胀、食欲不振、恶心，呕吐等症状的下列病症：神经性胃炎、慢性胃炎，肠胃虚弱。

1A 安中散加茯苓

【成分·含量】桂皮 3~5 克，延胡索 3~4 克，牡蛎 3~4 克，茴香 1.5~2 克，缩砂 1~2 克，甘草 1~2 克，良姜 0.5~1 克，茯苓 5 克。

【用法·用量】（1）散剂　一次 1~2 克，一日 2~3 次。

（2）煎服。

【适应证】适用于体力中等以下人群，有腹部无力、神经性胃痛或腹痛、时有伴随胃灼热或嗳气、胃胀、食欲不振、恶心、呕吐等症状的下列病症：神经性胃炎、慢性胃炎、肠胃虚弱。

## 2. 胃风汤

【成分·含量】当归 2.5~3 克，芍药 3 克，川芎 2.5~3 克，人参 3 克，白术 3 克，茯苓 3~4 克，桂皮 2~3 克，粟米 2~4 克。

【用法·用量】煎服。

【适应证】适用于体力中等以下人群，有面色差无食欲、易倦等症状的下列病症：急性、慢性肠胃炎，受凉腹泻。

### 3. 胃苓汤

【成分·含量】苍术 2.5~3 克，厚朴 2.5~3 克，陈皮 2.5~3 克，猪苓 2.5~3 克，泽泻 2.5~3 克，芍药 2.5~3 克，白术 2.5~3 克，茯苓 2.5~3 克，桂皮 2~2.5 克，大枣 1~3 克，生姜 1~2 克，甘草 1~2 克，缩砂 2 克，黄连 2 克（也可不加芍药、缩砂和黄连）。

【用法·用量】（1）散剂　一次 1~2 克，一日 3 次。

（2）煎服。

【适应证】适用于体力中等人群，有水样性腹泻、呕吐、口干、伴随尿量减少等症状的下列病症：食物中毒、中暑、腹部受凉、急性胃肠炎、腹痛。

### 4. 茵陈蒿汤

【成分·含量】茵陈蒿 4~14 克，山栀子 1.4~5 克，大黄 1~3 克。

【用法·用量】煎服。

【适应证】适用于体力中等以上人群，有口渴、尿量减少、便秘等症状的下列病症：荨麻疹、口腔炎、湿疹、皮肤瘙痒。

### 5. 乌药顺气散

【成分·含量】麻黄 2.5~3 克，陈皮 2.5~5 克，乌药 2.5~5 克，川芎 2~3 克，白僵蚕 1.5~2.5 克，枳壳 1.5~3 克，白芷 1.5~3 克，甘草 1~1.5 克，桔梗 2~3 克，干姜 1~2.5 克，生姜 1 克，大枣 1~3 克（也可去除姜和大枣）。

【用法·用量】煎服。

【适应证】体力中等人群的下列病症：麻痹、肌肉无力、四肢疼痛、肩酸。

## 6. 乌苓通气散

【成分·含量】乌药2~3.5克，当归2~3.5克，芍药2~3.5克，香附子2~3.5克，野山楂2~3.5克，陈皮2~3.5克，茯苓1~3克，白术1~3克，槟榔子1~2克，延胡索1~2.5克，泽泻1~2克，木香0.6~1克，甘草0.6~1克，生姜1克（使用老成生姜时2克）。

【用法·用量】煎服。

【适应证】小腹疼痛，乳腺疼痛。

注）适用于任何体力人群。

【符号"注）"所示内容未在【适应证】栏中列出，而是在＜与适应证相关的注意事项＞中列出】

## 7. 温经汤

【成分·含量】半夏3~5克，麦门冬3~10克，当归2~3克，川芎2克，芍药2克，人参2克，桂皮2克，阿胶2克，牡丹皮2克，甘草2克，生姜1克，吴茱萸1~3克。

【用法·用量】煎服。

【适应证】适用于体力中等以下人群，伴随手脚烦热、嘴唇干裂等症状的下列病症：月经不调，月经困难、白带、更年期障碍、失眠、神经官能症、湿疹/皮炎、腰腿畏寒、冻伤、手足皲裂（手脚湿疹、皮炎）。

## 8. 温清饮

【成分·含量】当归3~4克，熟地黄3~4克，芍药3~4克，川芎3~4克，黄连1~2克，黄芩1.5~3克，山栀子1.5~2克，黄柏1~1.5克。

【用法·用量】煎服。

【适应证】适用于体力中等人群，有皮肤干燥且暗沉无光、上火等症状的下列病症：月经不调、月经困难症、女性荷尔蒙失调症[注]、更年期障碍，神经官能症，湿疹、皮炎。

注）女性荷尔蒙失调症是指伴随月经、妊娠、分娩、产后、更年期等女性荷尔蒙波动而出现的不安和焦躁等精神及身体症状。

【符号"注"所示内容未在【适应证】栏中列出，而是在＜与适应证相关的注意事项＞中列出】

## 9. 温胆汤

【成分·含量】半夏4~6克，茯苓4~6克，生姜1~2克（使用老成生姜时3克），陈皮2~3克，竹茹2~3克，枳实1~2克，甘草1~2克，黄连1克，酸枣仁1~3克，大枣2克（黄连、酸枣仁和大枣也可不加）。

【用法·用量】煎服。

【适应证】适用于体力中等以下人群，有胃肠虚弱等症状的下列病症：失眠症、神经官能症。

9A 加味温胆汤

【成分·含量】半夏3.5~6克，茯苓3~6克，陈皮2~3克，竹茹2~3克，生姜1~2克，枳实1~3克，甘草1~2克，远志2~3克，玄参2克（五味子3克亦可），人参2~3克，地黄2~3克，酸枣仁1~5克，大枣2克，黄连1~2克（也可不加黄连）。

（远志、玄参、人参、地黄、大枣也可不加）。

【用法·用量】煎服。

【适应证】适用于体力中等以下人群，有胃肠虚弱等症状的下列病症：神经官能症、失眠症。

9B 竹茹温胆汤

【成分·含量】柴胡3~6克，竹茹3克，茯苓3克，麦门冬3~4克，陈皮2~3克，枳实1~3克，黄连1~4.5克，甘草1克，半夏3~5克，香附子2~2.5克，生姜1克，桔梗2~3克，人参1~2克。

【用法·用量】煎服。

【适应证】适用于体力中等人群的下列病症：感冒，流感，肺炎等康复期引发的高热不退、咳嗽多痰、梦寐不宁。

## 10.越婢加术汤

【成分·含量】麻黄4~6克，石膏8~10克，生姜1克（使用老成生姜时3克），大枣3~5克，甘草1.5~2克，白术3~4克（也可用苍术）。

【用法·用量】煎服。

【适应证】适用于体力中等以上、浮肿、喉咙干渴、出汗、时有尿量减少等症状的下列病症：浮肿、关节肿痛、关节炎、湿疹、皮炎、夜尿症、眼睛瘙痒疼痛。

### 10A 越婢加术附汤

【成分·含量】麻黄4~6克，石膏8~10克，白术3~4克（也可用苍术），附子0.3~1克，生姜1克（使用老成生姜时3克），甘草1.5~2克，大枣3~4克。

【用法·用量】煎服。

【适应证】适用于体力中等以上人群有冷症、浮肿、喉咙干渴、出汗、时有尿量减少等症状的以下病症：浮肿、关节肿痛、肌肉疼痛、湿疹、皮炎、夜尿症、眼睛瘙痒疼痛。

### 10B 桂枝越婢汤

【成分·含量】桂皮4克，芍药4克，甘草2克，麻黄5克，生姜1克（使用老成生姜时2.5克），大枣3克，石膏8克，苍术4克，附子末1克。

【用法·用量】煎服。

【适应证】适用于体力中等以下人群的以下病症：关节肿痛。

### 10C 桂枝二越婢一汤

【成分·含量】桂皮2.5~3.5克，芍药2.5~3.5克，麻黄2.5~3.5克，甘草2.5~3.5克，大枣3~4克，石膏3~8克，生姜1克（使用老成生姜时2.8~3.5克）。

【用法·用量】煎服。

【适应证】适用于体力中等人群，有喉咙干渴、出汗等症状的下列病症：感冒、头痛、腰痛、肌肉疼痛、关节肿痛。

10D 桂枝二越婢一汤加术附

【成分·含量】桂皮 2.5 克，芍药 2.5 克，甘草 2.5 克，麻黄 2.5 克，生姜 1 克（使用老成生姜时 3.5 克），大枣 3 克，石膏 3 克，白术 3 克（也可用苍术），附子末 0.5~1 克。

【用法·用量】煎服。

【适应证】适用于体力中等以下人群，有冷症、喉咙干渴、出汗、时有尿量减少等症状的下列病症：关节肿痛、肌肉疼痛、腰痛、头痛。

## 11. 延年半夏汤

【成分·含量】半夏 3~5 克，柴胡 2~5 克，鳖甲 2~5 克，桔梗 2~4 克，槟榔子 2~4 克，人参 0.8~2 克，生姜 1~2 克，枳实 0.5~2 克，吴茱萸 0.5~2 克。

【用法·用量】煎服。

【适应证】适用于体力中等人群，有胸口不适、肩酸、脚冷等症状的下列病症：慢性胃炎、胃痛、食欲不振。

## 12. 黄芩汤

【成分·含量】黄芩 4~9 克，芍药 2~8 克，甘草 2~6 克，大枣 4~9 克。

【用法·用量】煎服。

【适应证】适用于体力中等人群，有腹痛、胸闷气短、时有发冷、发热等症状的下列病症：腹泻、胃肠炎。

## 13. 应钟散（芎黄散）

【成分·含量】大黄 1 克，川芎 2 克。

【用法·用量】（1）散剂　上述量为一次量。

（2）煎服　上述量为一日量。

【适应证】适用于体力中等以上人群的下列病症：便秘、便秘引起的上

火 / 肩酸。

## 14. 黄连阿胶汤

【成分·含量】黄连 3~4 克，芍药 2~2.5 克，黄芩 1~2 克，阿胶 3 克，鸡子黄 1 克。

【用法·用量】煎服。

【适应证】适用于体力中等以下人群、有容易发寒、有点上火、胸闷气短、有失眠倾向等症状的下列病症：流鼻血、失眠症、干性湿疹、皮炎、皮肤瘙痒。

## 15. 黄连解毒汤

【成分·含量】黄连 1.5~2 克，黄芩 3 克，黄柏 1.5~3 克，山栀子 2~3 克。

【用法·用量】（1）散剂　每次 1.5~2 克，一日 3 次。

（2）煎服。

【适应证】适用于体力中等以上人群，有上火倾向、脸色潮红、有烦躁不安倾向等症状的下列病症：流鼻血、失眠症、神经官能症、胃炎、宿醉、女性荷尔蒙失调症、眩晕、心悸、更年期障碍、湿疹、皮炎、皮肤瘙痒、口腔炎。

注）女性荷尔蒙失调症是指伴随月经、妊娠、分娩、产后、更年期等女性荷尔蒙波动而出现的精神不安和焦躁等精神及身体症状。

【符号"注）"所示内容未在【适应证】栏中列出，而是在＜与适应证相关的注意事项＞中列出】

## 16. 黄连汤

【成分·含量】黄连 3 克，甘草 3 克，干姜 3 克，人参 2~3 克，桂皮 3 克，大枣 3 克，半夏 5~8 克。

【用法·用量】煎服。

【适应证】适用于体力中等人群，胃部有停滞感或重压感、食欲不振、时有恶心或呕吐等症状的下列病症：胃痛、急性胃炎、宿醉、口腔溃疡。

## 17. 乙字汤

【成分·含量】当归4~6克，柴胡4~6克，黄芩3~4克，甘草1.5~3克，升麻1~2克，大黄0.5~3克。

【用法·用量】煎服。

【适应证】适用于体力中等以上人群，有大便燥结、伴随有便秘倾向等症状的下列病症：痔疮（痣核）、肛裂、便秘、轻度脱肛。

17A 乙字汤去大黄

【成分·含量】当归4~6克，柴胡4~6克，黄芩3~4克，甘草1.5~3克，升麻1~2克。

【用法·用量】煎服。

【适应证】适用于体力中等以下人群的下列病症：痔疮（痣核）、肛裂、轻度脱肛。

## 18. 解急蜀椒汤

【成分·含量】蜀椒1~2克，附子末0.3~1克，粳米7~8克，干姜1.5~4克，半夏4~8克，大枣3克，甘草1~2克，人参2~3克，胶饴20克（也可不加胶饴）。

【用法·用量】煎服。

【适应证】适用于体力中等以下人群，有腹部发冷疼痛或者腹胀、时有呕吐伴随等症状的下列病症：腹部发冷、急性胃肠炎、腹痛。

## 19. 加减凉膈散（浅田）

【成分·含量】连翘3克，黄芩3克，山栀子3克，桔梗3克，薄荷2克，甘草1克，大黄1克，石膏10克。

【用法·用量】煎服。

【适应证】适用于体力中等以上人群，有胃肠道不适等症状的下列病症：口腔溃疡、口腔炎症。

## 20. 加减凉膈散（龚延贤）

【成分·含量】连翘2~3克，黄芩2~3克，山栀子1.5~3克，桔梗2~3克，黄连1~2克，薄荷1~2克，当归2~4克，地黄2~4克，枳实1~3克，芍药2~4克，甘草1~1.5克。

【用法·用量】煎服。

【适应证】适用于体力中等人群，有胃肠道不适等症状的下列病症：口腔溃疡、口腔炎症。

## 21. 藿香正气散

【成分·含量】白术3克，茯苓3~4克，陈皮2~3克，白芷1~4克，藿香1~4克，大枣1~3克，甘草1~1.5克，半夏3克，厚朴2~3克，桔梗1.5~3克，苏叶1~4克，大腹皮1~4克，生姜1克。

【用法·用量】煎服。

【适应证】适用于体力中等以下人群的下列病症：感冒、暑热引起的食欲不振、急性胃肠炎、腹泻、全身倦怠。

## 22. 葛根黄连黄芩汤

【成分·含量】葛根5~6克，黄连3克，黄芩3克，甘草2克。

【用法·用量】煎服。

【适应证】适用于体力中等人群的下列病症：腹泻、急性胃肠炎、口腔溃疡、舌炎、肩酸，失眠。

## 23. 葛根红花汤

【成分·含量】葛根3克，芍药3克，地黄3克，黄连1.5克，山栀子1.5克，红花1.5克，大黄1克，甘草1克。

【用法·用量】煎服。

【适应证】适用于体力中等以上人群，有便秘倾向等症状的下列病症：酒糟鼻（酒渣）、斑点。

## 24. 葛根汤

【成分·含量】葛根 4~8 克，麻黄 3~4 克，大枣 3~4 克，桂皮 2~3 克，芍药 2~3 克，甘草 2 克，生姜 1~1.5 克。

【用法·用量】煎服。

【适应证】适用于体力中等以上人群的下列病症：感冒初期（无汗型）、鼻炎、头痛、肩酸、肌肉疼痛、手或肩痛。

24A 葛根汤加川芎辛夷

【成分·含量】葛根 4~8 克，麻黄 3~4 克，大枣 3~4 克，桂皮 2~3 克，芍药 2~3 克，甘草 2 克，生姜 1~1.5 克，川芎 2~3 克，辛夷 2~3 克。

【用法·用量】煎服。

【适应证】适用于体力较强人群的下列病症：鼻塞、积脓症（鼻窦炎）、慢性鼻炎。

24B 独活葛根汤

【成分·含量】葛根 5 克，桂皮 3 克，芍药 3 克，麻黄 2 克，独活 2 克，生姜 0.5~1 克（使用老成生姜时 1~2 克），地黄 4 克，大枣 1~2 克，甘草 1~2 克。

【用法·用量】煎服。

【适应证】适用于体力中等或稍弱人群的下列病症：肩周炎、落枕、肩酸。

## 25. 加味解毒汤

【成分·含量】黄连 2 克，黄芩 2 克，黄柏 2 克，山栀子 2 克，柴胡 2 克，茵陈蒿 2 克，龙胆 2 克，木通 2 克，滑石粉 3 克，升麻 1.5 克，甘草 1.5 克，灯心草 1.5 克，大黄 1.5 克（也可不加大黄）。

【用法·用量】煎服。

【适应证】适用于体力较强人群的下列病症：排尿困难、痔疮（痔核、痔痛、痔出血）。

## 26. 栝楼薤白白酒汤

【成分·含量】栝楼实（也可用栝楼仁）2~5克，薤白4~9.6克，白酒140~700克（也可用清酒）。

【用法·用量】煎服。

【适应证】胸背痛、胸痛、胸闷。

注）适用于任何体力人群。

【符号"注"所示内容未在【适应证】栏中列出，而是在＜与适应证相关的注意事项＞中列出】

26A 栝楼薤白汤

【成分·含量】栝楼仁2克，薤白10克，鱼腥草6克，甘草2克，桂皮4克，防己4克。

【用法·用量】煎服。

【适应证】胸背痛、胸痛、胸闷。

注）适用于任何体力人群。

【符号"注"所示内容未在【适应证】栏中列出，而是在＜与适应证相关的注意事项＞中列出】

## 27. 干姜人参半夏丸

【成分·含量】干姜3克，人参3克，半夏6克。

【用法·用量】（1）散剂　每次1.5~5克，一日3次。

（2）煎服　以上剂量为一日量。

【适应证】适用于体力中等以下人群，有恶心/呕吐导致的胸闷等症状的下列病症：孕吐、胃炎、肠胃虚弱。

## 28. 甘草干姜汤

【成分·含量】甘草 4~8 克，干姜 2~4 克。

【用法·用量】煎服。

【适应证】适用于体力虚弱人群，有手脚发冷、吐涎沫等症状的下列病症：尿频、尿漏、流涎过多、鼻炎、打嗝、眩晕。

## 29. 甘草汤

【成分·含量】甘草 2~8 克。

【用法·用量】（1）散剂　一次 0.5 克，每日 2 次。

（2）煎服　少量多次慢饮。

（3）外用　将煎液温敷于患处。

【适应证】剧烈咳嗽、咽喉肿痛、口腔溃疡、声音沙哑。

外用　痔疮和脱肛疼痛。

注）适用于任何体力人群。

【符号"注）"所示内容未在【适应证】栏中列出，而是在＜与适应证相关的注意事项＞中列出】

## 30. 甘草附子汤

【成分·含量】甘草 2~3 克，附子末 0.5~2 克，白术 2~6 克，桂皮 3~4 克。

【用法·用量】煎服。

【适应证】适用于体力虚弱且有疼痛伴随人群的下列病症：关节肿痛、神经痛、感冒。

# 第三篇
# 欧盟草药专论

欧盟的专论制度与旨在简化非处方药注册的美日专论不同，其针对的是依赖于人用经验的草药，制定了欧盟草药专论（European Union monograph，EUM）。它是欧洲药品管理局的草药委员会依据法令要求，对草药物质或草药制剂现有研究资料进行科学评价后，在欧盟范围内发布的官方文件，具有类指南性质（即并不具有法律强制性）。欧盟草药专论，一方面可以作为企业申请草药注册的重要申报资料或参考内容，另一方面可以为欧盟各成员国的草药注册审评提供审评基础和标准。

因此，本章按照欧盟草药注册管理体系、草药在欧盟的注册途径和欧盟草药专论概述的论述框架，分析欧盟草药注册管理模式特点，旨在向读者全面介绍欧盟草药注册的管理体系，加深读者对欧盟草药专论制度的了解。

# 第九章 欧盟草药注册管理体系

## 一、欧盟草药注册管理机构

欧洲药品管理局（European Medicines Agency，EMA）是欧洲最主要的药品管理机构，其前身（1995~2004 年）是欧洲药品评价局（European Agency for the Evaluation of Medical Products，EMEA）。EMA 主要是对在欧盟即将上市以及已上市药品进行科学评估、监督和安全检测，保证药品的安全性和有效性。其下设的草药委员会主要负责草药的审评与监管。

2004 年 9 月，欧盟依据（EC）726/2004 号法规及 2004/24/EC 号指令，成立了草药委员会（Committee for Herbal Medicinal Products，HMPC），以取代原有的药品委员会草药产品工作组（Committee for Proprietary Medicinal Products' Working Party on Herbal Medicinal Products）。HMPC 由草药领域的科学专家组成，主要任务是：①建立良好应用和（或）传统应用草药成分及

制剂的欧盟草药专论，内容包括药物治疗以及安全性信息；②起草传统草药成分、制剂或组合制剂的欧盟清单条目①（注：欧盟清单条目是专论的进一步简化，具有法律强制性，目前仅针对洋耆草和辣薄荷油发布了正式的欧盟清单条目）。除此之外，HMPC 和其工作小组还负责制定草药科学性指南和规范性指南，为企业准备草药注册申请资料提供指导和依据，对各成员国向EMA 提出的草药证据和安全性问题做出回应，与其他欧盟委员会协作，共同规范草药安全性和监管问题等。

HMPC 下设两个工作组（Working Parties），两个临时起草小组（Temporary Drafting Groups），一个科学建议小组（Scientific Advisory Groups）和一个药品生产质量管理规范检查服务组（Good Manufacturing Practice Inspection Services Group）。HMPC 会就特定领域问题咨询相关小组，并且将部分申请审评工作或指导文件的起草及修订工作交付给相应小组。工作组中的"欧盟草药专论和清单条目工作组"（The Working Party on European Union Monographs and European Union List，MLWP）负责专论和清单条目的评估工作、制定良好应用和传统应用草药的要求指南以及解决草药领域发生的安全事件问题。

欧洲药品质量管理局（European Directorate for the Quality of Medicines & HealthCare，EDQM），是欧洲另一个重要的官方药品管理机构。欧洲药品质量管理局是由欧洲药典委员会技术秘书处演化而来，具体职能包括：①欧洲药典委员会的技术秘书处提供技术支持；②负责《欧洲药典》及相关产品的出版与发行；③负责化学药物标准品和生物制品标准品的制备与销售；④负责对《欧洲药典》各论的适用性认证；⑤负责构建欧洲官方药品检验实验室网络，承担生物制品批签发与上市药品的监督任务。在草药管理方面，EDQM 与 HMPC 共同制定《欧洲药典》以及 EMA 的草药质量指南。

---

① EMA. Committee on Herbal Medicinal Products（HMPC）.［EB/OL］.［2021-05-10］. https://www.ema.europa.eu/en/committees/committee-herbal-medicinal-products-hmpc

## 二、欧盟草药注册管理法律制度

欧盟药品管理法律体系主要包括法规（Regulation）、指令（Directive）等约束性法律以及指南（Guidance）、注意事项（Notice to Applicants）等软性法律。所有与药品相关的法律文件都收录于《欧盟药品管理法规集》（Eudralex），目前共有 10 卷，其主体为第一卷《欧盟人用药品法律法规》（EU Pharmaceutical Legislation for Products for Human Use）和第五卷《欧盟兽用药品法律法规》（EU Pharmaceutical Legislation for Products for Veterinary Use）。剩余的八卷为第一卷和第五卷的支撑性文件，主要是一些指南文件。

目前，欧盟对于草药注册管理的法律框架以指令为主，指南为辅。指令中规定了欧盟对草药注册管理的总体要求，具有法律效力，由欧盟委员会（European Commission）颁布。指南是在指令基础上针对具体问题提出的指导意见，代表了欧盟的观点与建议，由 EMA 的 HMPC 制定发布，但并不具有法律约束力。

### 1. 欧盟草药注册管理的主要指令

与草药注册相关的指令主要有 4 部，分别为:《欧盟人用药品指令》（Directive 2001/83/EC）、2003/63/EC 号指令（Directive 2003/63/EC）、2004/27/EC 号指令（Directive 2004/27/EC）和《传统草药注册程序指令》（Directive 2004/24/EC）。其中，《2001/83/EC 指令》对欧盟各成员国人用药品的注册、生产、销售等方面提出了系统化的要求，是欧盟草药申请上市注册的主要法律依据。

2001/83/EC 指令颁布后，欧盟又在该指令的基础上进行增加、删除或者修改。其中，2004/27/EC 指令在 2001/83/EC 指令的基础上进行修订，主要增加了药品注册互认程序。2003/63/EC 指令是欧盟对药品注册申报材料规定的一部法案，该指令要求药品注册申请提供的材料必须采用规定的通用技术文件（Common Technical Document，CTD）格式。

2004 年 3 月 31 日，欧盟通过了 2004/24/EC 指令。该指令是一部关于传统草药注册的专门指令，对草药注册程序、草药定义以及申报材料要求审批程序等作了详细的规定。其对传统草药产品进行了定义：①草药产品：以一种或多种草药物质、一种或多种草药制剂以及一种或多种草药物质与一种或多种草药制剂复方作为活性组分的任何一种药用产品；②草药物质：所有未经加工的植物全株、片段或切制的植物、植物部位、藻类、真菌和苔藓类，都可称为草药物质，它们通常是干燥状态，但有时也可是新鲜的。不经特殊处理的某些分泌物也可作为草药物质。草药物质依使用的植物部位来定义，植物名依照双命名系统（属、种、变种和命名人）命名；③草药制剂：由草药物质制备而得到，制备方法如萃取、蒸馏、压榨、分馏、纯化、浓缩和发酵。这些草药制剂包括粉碎或粉状的草药物质、酊剂、提取物、挥发油、压榨汁和经加工的分泌物等[①]。2004/24/EC 指令是对 2001/83/EC 指令的一种补充，针对无法通过 2001/83/EC 指令上市的传统草药。当传统草药符合相关标准时，即可通过 2004/24/EC 指令上市。

草药除了作为药品上市销售外，还可以作为食物补充剂、食物、化妆品以及医疗器械上市销售，而作为食品补充剂或药品上市是草药上市的主要途径。其中，当作为食品补充剂时，需要遵守《食品补充剂指令》（Directive 2002/46/EC）。食品补充剂是指补充正常膳食的食品、浓缩营养或其他具有营养或生理效应的物质，可以是单一成分或混合物，以胶囊、片剂等形式出现，也可以是一些液体或粉末，但需要分装在能够准确计量的容器中。对于食品补充剂的安全性来说，需要符合一般食品的安全性要求，而对于功能的声明，需要符合《食品营养与健康声称法规》（Reg EC/1924/2006）中有关"营养声称"和"健康声称"的规定。

欧盟将食品补充剂的管理包含于欧盟的食品监管体系中，因此草药作为食物补充剂上市时，除了满足 2002/46/EC 指令以及相关技术指南外，还需要满足食品领域的相关法规，如《新食品管理法规》（Reg EC/258/97）、《食品营养与健康声称法规》（Reg EC/1924/2006）、《强化食品管理法规》

---

① EU. DIRECTIVE 2004/24/EC OF THE EUROPEAN PARLIAMENT AND OF THE COUNCIL. [EB/OL]. （2004-04-30）. [2021-05-11]. https：//eurlex.europa.eu/LexUriServ/LexUriServ.do？uri=OJ：L：2004：136：0085：0090：EN：PDF

（Reg EC/1925/2006）以及主要对食品中残留物做出规定的《食品标签指令》（Directive 2000/13/EC）等①。

当草药以化妆品身份上市时，需要符合《欧盟化妆品指令》（EU Regulation No 1223/2009）的规定，作为医疗器械上市时需要满足《欧盟医疗器械指令》（Directive 93/42/EC）的规定。

### 2. 欧盟草药注册管理的主要指南

欧盟草药注册管理相关指南主要包括技术性指南（Scientific Guidance）和监管性指南（Regulatory Guidance）。技术性指南包括质量、非临床、临床和安全性四个方面，旨在为申请人草药注册申请资料的准备提出科学指导与建议。截至 2021 年 7 月 1 日，HMPC 已陆续制定 40 个指南文件，其中有 10 个为已发布的正式指南文件，其余文件为问答、意见书、概念性文件等②。从内容上看，欧盟针对草药质量问题制定的指南数量最多，涉及不同阶段成熟度的文件 16 个，如《质量标准指南：药材、草药加工品及草药药品和（或）传统草药药品的检验方法和可接受标准》《草药药品和（或）传统草药药品质量指南》③ 等。监管性指南主要是就草药注册申报流程、时间节点及注册要求做出一般性说明，如《传统草药注册申请 CTD 格式指南》《企业就传统草药产品寻求科学性建议指南》等④。

① 杨颜芳，张贵君，王晶娟. 植物药欧盟及美国上市可行性途径及法规分析［A］. 中国商品学会. 第四届中国中药商品学术大会暨中药鉴定学科教学改革与教材建设研讨会论文集［C］. 中国商品学会：中国商品学会，2015：6.
② EMA. Herbal medicinal products：scientific guidelines.［EB/OL］.［2021-07-01］. https：//www.ema.europa.eu/en/human-regulatory/research-development/scientific-guidelines/multidisciplinary/herbal-medicinal-products-scientific-guidelines
③ 丁锦希，杨军歌. 欧盟中药注册准入制度障碍研究——基于我国中药出口欧盟现状的分析［J］. 国际商务（对外经济贸易大学学报），2010（02）：90-97.
④ EMA. Herbal medicinal products：scientific guidelines.［EB/OL］.［2021-07-01］. https：//www.ema.europa.eu/en/human-regulatory/herbal-products/herbal-medicines-regulatory-scientific-support

# 第十章　欧盟草药注册途径概述

欧盟药品审评程序包括集中式程序（Centralized Procedure，CP）、互认可程序（Mutual Recognition Procedure，MRP）、分散式程序（Decentralized Procedure，DCP）和成员国程序（National Procedure，NP）四种。草药若想在欧盟上市可通过提交传统应用申请、良好应用申请或独立/混合申请上市。不同申请类型适用的审评程序根据其审评资料提交程度、审评严格性、对药品安全性和有效性要求的不同有所差异。图 10-1 展示了草药在欧盟注册上市的流程图。

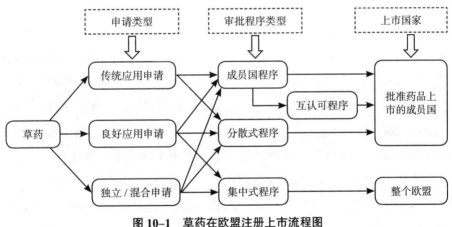

**图 10-1　草药在欧盟注册上市流程图**

## 一、欧盟草药申请注册类型

按现行 2001/83/EC 和 2004/24/EC 法令，草药产品若想在欧盟上市，可采用独立/混合申请、良好应用申请和传统应用申请三种方式，所递交资料的要求顺次降低。

## 1. 独立 / 混合申请

欧盟的药品注册申请统一采用 CTD 格式，涉及 5 部分，即模块 1——地区性行政管理资料；模块 2——研究内容概要和综述；模块 3——质量研究报告；模块 4——非临床研究报告；模块 5——临床研究报告。草药产品若采用完整申请，需递交模块 3、4、5 中所有研究项目。但考虑到草药产品成分复杂的特殊性，可区别于一般化学物质类药品的申请，采用独立或混合申请。虽仍需提供包括药品理化性质、生物或微生物、药理毒理和临床试验研究在内的完整资料，但是其安全性和有效性数据既可以完全来自临床试验，也可以将临床试验数据和文献内容相结合。

## 2. 良好应用申请

良好应用申请针对在欧盟用药超过 10 年，且安全性和有效性达到法令规定标准的药品。这类药品在欧盟申请上市许可时，可不进行非临床和临床试验，相应研究报告结果可以采用科学文献替代，如公开发表的对照或非对照临床试验、药物流行病学研究、队列研究或观察性研究等临床研究文献，WHO 植物药专论、德国 E 委员会专论、ESCOP 专论等[1]。值得注意的是，申请者所提交的上述科学文献资料需满足 CTD 中模块 4 和模块 5 的要求，若无法满足，需另行补充实验研究数据[2]。虽然良好应用申请在一定程度上简化了申请的技术要求，但是仍有很多草药产品因缺乏被欧盟认可的科学文献，而无法以该方式上市。

---

[1] Committee on herbal medicinal products. Guideline on the assessment of clinical safety and efficacy in the preparation of EU herbal monographs for well-1 established and traditional herbal medicinal products. [EB/OL]. (2017-09-19). [2021-5-10]. http://www.ema.europa.eu/docs/en_GB/document_library/Scientific_guideline/2017/11/WC500239383.pdf.

[2] 瞿礼萍，邹文俊，姬建新，等. 中药产品欧盟上市可行途径及法规解析 [J]. 中草药，2014，45（05）：603-607.

草药产品成分复杂，且注重人用经验，但相当部分草药无法开展临床试验，且缺少非临床或临床试验相关文献资料支持。因此对草药产品来说，最切实可行的办法是通过传统应用申请注册上市。

## 3. 传统应用申请

欧盟市场上存在大量具有较长历史的草药产品，但其医疗用途、疗效和安全性无法得到充分有效的证明，因此不能获得上市许可。为了保证这些药品在市场上流通，成员国颁布了不同的注册程序和管理办法。然而各成员国原有法规上的差别导致药品生产商间的不规则及不公平竞争，阻碍欧共体内药品的贸易流通。考虑到草药产品依赖于悠久的应用历史，具有特殊性，因此 2004/24/EC 指令为传统草药产品提供了专门的简化注册程序，即传统应用申请。

传统应用申请仅适用于传统草药产品。传统草药产品是指满足以下条件的草药产品：①适用于特定适应证，且使用时不需执业医师的诊断、处方或监督等干预条件；②有与特定作用强度和剂量相符的特定服用方法；③剂型为口服、外用和（或）吸入制剂；④有文献或专家证据表明待上市药品或同类相关药品是有效的，且其在药品申请日之前已有至少30年的药用历史（包括在欧盟范围内已有至少15年的药用历史）；⑤有充分的传统应用资料证明产品在指定的条件下使用无害，且在长期使用和经验的基础上，其药理作用或药效是有效的。

通常来说，传统草药产品仅为含有植物或其提取的活性成分的产品，不包含矿物质或动物。对于含有维生素或矿物质的草药产品，如果有证据证明其安全性，且含有的维生素或矿物质对于植物活性成分具有特别重要的辅助作用，则适用传统应用申请。

在传统应用申请下，申请者无需提供科学文献资料逐一支撑模块4、5的所有条目，只要采用文献或专家证据、安全性文献综述等传统应用证据证明拟上市草药具有充分的传统应用和安全性即可。传统应用证据是传统应用申请最重要的参考依据，具体认定办法各成员国根据具体情况规定。德国、奥地利等国在 2004/24/EC 指令实施前就以药品身份对植物药产品进行管理，在申请时已有大量的科学文献和丰富经验为基础，其传统应用申请受理与已批准数都位居前列。

## 二、欧盟草药审评程序

与美日独立的药品审评程序不同，欧盟包含 27 个成员国，因此药品的审批程序既要考虑欧洲经济一体化的统一性，又要兼顾各成员国的具体情况。基于此，欧盟设立了四种药品申报审批程序，分别为成员国程序、互认可程序、分散式程序和集中式程序。

成员国程序是指欧盟成员国的药品监管部门按照各自药品审批的相关法规、申报程序以及技术要求，对药品进行审评并决定是否给予上市许可证。互认可程序是指药品已经在至少一个欧盟成员国获准上市，并且希望在其他成员国获得同样批准的申请。分散式程序是指未在任何一个欧盟国家获得批准且不在集中程序强制要求范围内的产品，可在欧盟至少两个成员国同时为该药品申请上市许可。经互认可程序和分散式程序审批的产品为互认产品。在集中式审评程序下，欧洲药品管理局负责审批经由该程序提交的药品申请。在其对药品的安全性、有效性及质量等方面进行审查后，向欧盟委员会提出倾向性意见，经欧盟委员会同意并颁布产品许可证的药品可在全部欧盟成员国上市。

根据 2001/83/EC 指令的规定，传统应用注册草药仅可通过成员国程序、分散式程序和互认可程序上市；良好应用注册和独立 / 混合申请注册草药可通过成员国程序、分散式程序和互认可程序以及集中程序申请上市。不同申请类型草药在欧盟注册上市的关键要求以及审批程序类别总结见表 10-1。

表 10-1　草药在欧盟注册上市申请类型、关键要求及审批程序类别

| 申请类型 | 对药品安全性、有效性的关键要求 | 审批程序类别 |
|---|---|---|
| 传统应用注册 | 1. 如果能证明产品具有足够的安全性以及合理的疗效，则无需进行药品安全性和有效性的临床测试及试验<br>2. 要提供对主要以科学文献为主的旨在证明药品安全性以及有效性数据的评估<br>3. 至少有 30 年的药用历史，其中包含至少有 15 年在欧盟的药用历史<br>4. 无需医师监督用药并且不得是注射剂 | ①成员国程序<br>②分散式程序<br>③互认可程序 |
| 良好应用注册 | 1. 有充分的科学文献能够证明该产品的活性物质在欧盟境内至少有 10 年及以上的良好应用历史，其疗效得到广泛认可，且安全性处于可被接受的水平<br>2. 要提供对主要以科学文献为主的旨在证明药品安全性以及有效性数据的评估 | ①成员国程序<br>②分散式程序<br>③互认可程序<br>④集中程序 |
| 独立 / 混合申请 | 制药公司独立提供所有关于药品安全性及有效性数据，或者是制药公司自己开展的相关研究与公共科学文献资料的结合 | ①成员国程序<br>②分散式程序<br>③互认可程序<br>④集中程序 |

# 第十一章 欧盟草药专论概述

## 一、欧盟草药专论内涵

欧盟草药专论建立于 2004 年，是草药委员会针对草药成分或制剂等所有资料进行科学评价后，制定并发布的有关草药安全性与有效性的科学意见或结论。草药专论是欧盟的官方文件，具有类指南性质，旨在为成员国对具体草药药品的审评提供评价的统一标准并奠定评价基础。

欧盟草药专论包括良好应用药物和传统应用药物，可用于良好应用申请和传统应用申请。截至 2021 年 4 月 11 日，HMPC 已经完成 164 个草药的评价，并正式发布了 158 种草药的专论及配套评价文件，剩余 6 种草药也正处于评价过程当中[①]。在 158 个正式发布的欧盟草药专论中，有 10 种草药只可以通过良好应用申请上市；有 19 种草药既可以通过良好应用申请上市，也可以通过传统应用申请上市（具体草药品种见表 11-1）；其余 129 种草药仅可通过传统应用申请上市。专论草药治疗领域主要涵盖七大系统疾病，包括消化系统疾病（如腹胀和胀气、消化不良、便秘等）、泌尿系统疾病（如尿频尿急、尿量过少、排尿时有灼烧感等）、呼吸系统疾病（感冒、咳嗽等）、神经系统疾病（心悸、失眠、精神紧张等）、内分泌系统疾病（经期综合征）、运动系统疾病（关节疼痛、肌肉疼痛等）和循环系统疾病（循环障碍等），涉及草药 124 种，针对每类疾病的草药数量见图 11-1。其他治疗领域还包括缓解疲劳虚弱症状、治疗皮肤炎症、治疗口腔/咽喉疾病等。

---

[①] EMA. Herbal medicinal products. [EB/OL]. [2021-5-11]. https：//www.ema.europa. eu/en/human-regulatory/herbal-medicinal-products

表 11-1　草药专论适用申请类型及品种名称

| 适用申请类型<br>草药序号及名称 | 传统应用申请和良好应用申请 | 仅适用于良好应用申请 |
|---|---|---|
| 1 | 锯叶棕提取物 | 决明子 |
| 2 | 辣薄荷油 | 决明叶 |
| 3 | 药用大黄和掌叶大黄（根） | 洋常春藤叶 |
| 4 | 药鼠李 | 小升麻 |
| 5 | 欧洲七叶树种子 | 库拉索芦荟以及芦荟干叶汁 |
| 6 | 穗花牡荆果实 | 蓖麻油 |
| 7 | 组合草药：缬草根和啤酒花 | 辣椒 |
| 8 | 生姜 | 洋车前子 |
| 9 | 金缕梅叶 | 卵叶车前果壳 |
| 10 | 金缕梅蒸馏液 | 卵叶车前子 |
| 11 | 欧鼠李 | |
| 12 | 贯叶连翘 | |
| 13 | 葡萄叶 | |
| 14 | 柳树皮 | |
| 15 | 联合用药：百里香和黄花九轮<br>草根草药 | |
| 16 | 缬草根 | |
| 17 | 松果菊 | |
| 18 | 亚麻 | |
| 19 | 银杏叶 | |

专论内容包括草药成分或制剂的定性和定量组成、剂型、临床资料（包括适应证、剂量学和给药途径、禁忌证、特殊警告及使用注意事项、药品相互作用、生育怀孕和哺乳期数据、对驾驶和机器使用能力的影响、不良反

应、过量用药)、药理性质(包括药效学特征、药代动力学特征、临床前安全性数据)以及制药资料。

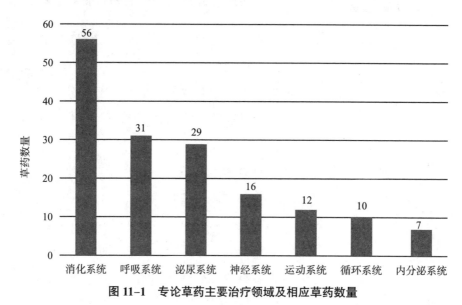

**图 11-1　专论草药主要治疗领域及相应草药数量**

注:1. 一种草药有时会适用于多种适应证,图中重复计算了治疗不同系统疾病的同一草药;
　　2. 治疗领域涵盖七大系统疾病的专论草药品种共计 124 种。

## 二、欧盟草药专论在传统应用注册申请中的作用

虽然欧盟草药专论包括良好应用和传统应用两种类别的草药,既可以用于良好应用申请,又可以用于传统应用申请,但是大部分专论涵盖的是传统应用草药,且简化注册申请只适用于传统应用草药;又经上文论述可知,传统草药申请只可通过成员国程序、互认可程序和分散式程序申请上市,因此本书仅对传统应用草药专论在此三种审评程序中发挥的作用进行探讨。

### 1. 成员国程序

成员国程序只涉及产品在一个成员国的注册申请,流程较为简单。根

据 2004/24/EC 指令第 16h（3）条规定 ①，若所要申报上市的草药产品对应的草药存在专论，该草药专论可直接作为申报资料的重要组成部分，成员国药品主管部门审批时应充分考虑并遵循专论的内容和结论。若新的草药专论建立，已上市产品的注册持有人应考虑对产品注册资料进行修改以符合《欧盟草药专论》的内容。各个成员国在审批已建立相应草药专论的草药产品时，虽并不强制批准该申请，但考虑到专论在促进草药注册领域的协调一致以及简化注册程序方面所起到的重要作用，欧盟 HMPC 指出，若成员国欲做出任何不遵循草药专论的决定，均需给出充分合理的解释。

## 2. 分散式和互认可程序 ②

分散式程序和互认可程序涉及产品在多个欧盟成员国的上市申请。在分散式程序中，率先启动审评的国家为参考成员国，对草药产品进行科学评价并撰写评估报告，其余国家作为有关成员国，不再对产品进行单独评价，而是主要对参考成员国出具的评估报告进行核实。在互认可程序中，草药已在某一成员国获批上市，其余欲申请上市的成员国为目标成员国，其与有关成员国一样，只对已上市成员国的审评结论进行审查。根据 2004/24/EC 指令前言（11）的规定，在拟上市草药建立了专论的情况下，分散式程序的有关成员国和互认可程序的目标成员国应充分考虑并认可做出批准上市意见的成员国审评结论，并予以产品上市。

2004/24/EC 指令和《欧盟药品管理法规集》中均规定只有建立欧盟草药专论的草药品种才可以通过分散式程序和互认可程序上市。虽然 HMPC 于 2014 年发布的"问答文件"中指出，未建立草药专论的草药产品在具有充

① DIRECTIVE 2004/24/EC OF THE EUROPEAN PARLIAMENT AND OF THE COUNCIL.［EB/OL］.（2004–3–31）.［2021–5–11］.
https：//ec.europa.eu/health/sites/default/files/files/eudralex/vol–1/dir_2004_24/dir_2004_24_en.pdf

② 瞿礼萍，施晴，曾慧敏，等.深度解析草药专论对中药欧盟注册的价值与重要性［J］.中草药，2017，48（09）：1916–1920.

分传统应用和安全性证据的情况下，也可以采用分散式和互认可程序，但是否受理此类申请完全取决于成员国审评部门的意愿，申请者必须在提交上市申请前与成员国进行充分的沟通与交流。在实际情况中，成员国一般遵守欧盟指令规定，即只有建立草药专论的草药药品才能采用分散式和互认可程序上市。

由此可见，欧盟草药专论在成员国、分散式和互认可程序中都发挥着重要作用。可以说一个专论制度可以极大提高草药申请人在欧盟成员各国的获批概率，也有助于提高欧盟草药的审评效率。

## 三、欧盟清单条目

欧盟清单条目（European Union List Entries）是对欧盟草药专论的进一步简化，仅适用于传统应用申请。与专论不同的是，欧盟清单条目具有强制性法律效力。若申请人可证明拟上市药品符合欧盟清单中所包含的内容，则不需提交额外资料以证明产品的有效性和安全性，成员国当局必须接受该欧盟清单作为产品上市的安全有效性证据。

欧盟清单条目草案由 HMPC 制定，最终由欧盟委员会发布。由于其具有强制性，因此审查要求更高。截至 2021 年 4 月 11 日，欧盟共发布 14 种草药的欧盟清单条目草案，但仅有两种草药（洋耆草、辣薄荷油）建立了正式的欧盟清单条目。

# 第十二章　欧盟草药专论内容示例

目前已有 158 种草药建立了正式的欧盟草药专论，其中洋耆草和辣薄荷油还建立了具有法律约束效力的欧盟清单条目。每种草药专论的内容范式相同，涵盖草药成分或制剂的定性和定量组成、剂型、临床资料（包括适应证、剂量学和给药途径、禁忌证、特殊警告及使用注意事项、药品相互作用、生育怀孕和哺乳期数据、对驾驶和机器使用能力的影响、不良反应、过量用药）、药理性质（包括药效学特征、药代动力学特征、临床前安全性数据）以及制药资料；欧盟清单条目涵盖内容与专论相似。鉴于欧盟草药专论数目庞大，本书对照美国和日本所选示例适应证，选取治疗感冒的狭叶松果菊根、治疗肠胃不适的樟树和针对多种适应证的贯叶连翘作为示例，向读者介绍欧盟草药专论规定内容体例。

## 一、欧盟草药专论

### 1. 治疗感冒的草药专论（狭叶松果菊根）

#### 狭叶松果菊根草药专论

1 药品名称

视最终产品而定。

2 定性和定量组成

［注：1. 每个最终产品的活性成分公告应与相关草药质量指南一致。

2. 原料应符合《欧洲药典》规定（参考：01/2008:1821 修订版 6.0）。

续表

| 良好应用药物 | 传统应用药物 |
|---|---|
| | 适用于经修订的指令 2001/83/EC 第 16d（1）条下规定的注册申请<br>**狭叶松果菊根**：<br>ⅰ）草药成分<br>不适用<br>ⅱ）草药制剂<br>a）研磨过的草药<br>b）草药粉末<br>c）酊剂（草药成分与提取溶剂 1∶5），提取溶剂乙醇 45%（*V/V*）<br>d）流浸膏剂（DER 1∶1），提取溶剂乙醇 45%（*V/V*） |

### 3 剂型

| 良好应用药物 | 传统应用药物 |
|---|---|
| | 草药制剂制成的液体或固体剂型，口服使用<br>研磨过的草药制成的草药茶，口服使用<br>该药品剂型应在《欧洲药典》中以完整的标准术语罗列 |

### 4 临床资料

### 4.1 治疗适应证

| 良好应用药物 | 传统应用药物 |
|---|---|
| | 传统草药产品，用于辅助治疗感冒<br>该药品是一种传统草药产品，专门长期用于特定适应证 |

### 4.2 剂量学和给药途径

| 良好应用药物 | 传统应用药物 |
|---|---|
| | **剂量学**<br>*青少年、成人和老年人*<br>*单剂量*<br>*草药茶：*<br>将 1 克研磨过的草药溶于 150 毫升沸水中制成浸剂，每日 3 次<br>浸提时间：至少 10 分钟<br>将 1 克研磨过的草药溶于 150 毫升沸水中制成汤剂，每日 3 次<br>浸提时间：至少 10 分钟<br>*草药粉末*：500 毫克，每日最多 3 次<br>*酊剂*：1~2 毫升，每日 3 次<br>*流浸膏剂*：0.25~1 毫升，每日 3 次<br>不建议在 12 岁以下的儿童中使用，（详见'4.4 特殊警告及使用注意事项'）<br>**用药持续时间** |

续表

| 良好应用药物 | 传统应用药物 |
|---|---|
| | 治疗应该从普通感冒的最初症状开始<br>若用药期间症状持续超过 10 天，应咨询医生或具有资质的保健医生<br>**给药途径**<br>口服 |

### 4.3 禁忌证

| 良好应用药物 | 传统应用药物 |
|---|---|
| | 对活性成分和菊科植物有超敏反应的患者 |

### 4.4 特殊警告及使用注意事项

| 良好应用药物 | 传统应用药物 |
|---|---|
| | 不建议用于进行性疾病，如肺结核、白细胞系统疾病、胶原蛋白病、多发性硬化、艾滋病、艾滋病毒感染和其他免疫疾病<br>如果在用药期间症状恶化或出现高烧，应咨询医生或具有资质的保健医生<br>敏感患者可能有过敏反应的风险。敏感患者在使用狭叶松果菊前应当咨询医生<br>特应性患者可能会有过敏反应的风险。特应性患者在使用狭叶松果菊前应当咨询医生<br>由于缺乏足够的数据，尚未确定 12 岁以下儿童的使用情况 |

### 4.5 与其他药品的相互作用以及其他形式的相互作用

| 良好应用药物 | 传统应用药物 |
|---|---|
| | 尚未报告 |

### 4.6 生育、怀孕和哺乳期

| 良好应用药物 | 传统应用药物 |
|---|---|
| | 孕期和哺乳期的安全性尚未确定。在缺乏足够数据的情况下，不建议在妊娠期和哺乳期使用<br>暂无与生育相关的数据 |

### 4.7 对驾驶和机器使用能力的影响

| 良好应用药物 | 传统应用药物 |
|---|---|
| | 目前还没有关于对驾驶和机器使用能力影响的研究 |

### 4.8 不良反应

| 良好应用药物 | 传统应用药物 |
| --- | --- |
| | 可能出现过敏反应（皮肤反应），频率未知<br>若发生其他未提及的不良反应，应咨询医生或具有资质的保健医生 |

### 4.9 过量用药

| 良好应用药物 | 传统应用药物 |
| --- | --- |
| | 目前尚无过量用药相关的病例报告 |

## 5 药理性质

### 5.1 药效学特征

| 良好应用药物 | 传统应用药物 |
| --- | --- |
| | 修订后的指令 2001/83/EC 第 16c（1）（a）（iii）条中对此并无要求 |

### 5.2 药代动力学特征

| 良好应用药物 | 传统应用药物 |
| --- | --- |
| | 修订后的指令 2001/83/EC 第 16c（1）（a）（iii）条中对此并无要求 |

### 5.3 临床前安全性数据

| 良好应用药物 | 传统应用药物 |
| --- | --- |
| | 修订后的指令 2001/83/EC 第 16c（1）（a）（iii）条中对此并无要求，除非出于安全性需要提供此类数据<br>尚未进行生殖毒性、遗传毒性和致癌性试验 |

## 6 制药资料

| 良好应用药物 | 传统应用药物 |
| --- | --- |
| | 不适用 |

## 7 编撰日期 / 最新版本

2012 年 3 月 27 日。

# 2. 治疗肠胃不适的草药专论（樟树）

## 樟树草药专论

## 1 药品名称

视最终产品而定。

2 定性和定量组成

［注：1. 原料应符合《欧洲药典》规定（参考：04/2011：0387）

2. 每个最终产品的活性成分公告应与相关草药质量指南一致。］

| 良好应用药物 | 传统应用药物 |
|---|---|
| | 适用于经修订的指令 2001/83/EC 第 16d（1）条下规定的注册申请<br>*樟树：*<br>i）草药成分<br>不适用<br>ii）草药制剂<br>a）研磨后的草药物质<br>b）流浸膏（DER 1：1），萃取剂：乙醇 70%（*V/V*）<br>c）酊剂（草药成分与萃取剂比例为 1：5），萃取剂：乙醇 70%（*V/V*） |

3 剂型

| 良好应用药物 | 传统应用药物 |
|---|---|
| | 研磨后的草药物质制成草药茶口服使用<br>草药制剂制成液体制剂口服使用<br>该药品剂型应在《欧洲药典》中以完整的标准术语罗列 |

4 临床资料

4.1 治疗适应证

| 良好应用药物 | 传统应用药物 |
|---|---|
| | **适应证 1）**<br>传统草药产品，用于治疗轻度、痉挛性胃肠道证状，包括腹胀和肠胃气胀<br>**适应证 2）**<br>传统草药产品，用于治疗轻度腹泻<br>该药品是一种传统草药产品，专门长期用于特定适应证 |

4.2 剂量学和给药途径

| 良好应用药物 | 传统应用药物 |
|---|---|
| | **剂量学**<br>*成人和老年人*<br>适应证 1）和 2）<br>a）草药茶：将 0.5~1 克研磨后的草药制成浸剂使用，每日最多 4 次 |

续表

| 良好应用药物 | 传统应用药物 |
|---|---|
| | 适应证 1） |
| | b）流浸膏： |
| | 单次剂量：0.5~1 毫升，每日 3 次 |
| | c）酊剂： |
| | 日剂量：2~4 毫升 |
| | 不建议 18 岁以下儿童和青少年服用（详见'4.4 特殊警告及使用注意事项'） |
| | **用药持续时间** |
| | 适应证 1） |
| | 如果在用药过程中证状持续超过 2 周，应咨询医生或具有资质的保健医生 |
| | 适应证 2） |
| | 如果在用药过程中证状持续超过 2 天，应咨询医生或具有资质的保健医生 |
| | **给药途径** |
| | 口服 |

### 4.3 禁忌证

| 良好应用药物 | 传统应用药物 |
|---|---|
| | 对活性成分或秘鲁香脂有超敏反应 |

### 4.4 特殊警告及使用注意事项

| 良好应用药物 | 传统应用药物 |
|---|---|
| | **适应证 1）和 2）** |
| | 由于缺乏足够数据，18 岁以下儿童的使用情况尚不明确 |
| | 如果在用药过程中证状恶化，应咨询医生或具有资质的保健医生 |
| | 对于含乙醇的酊剂和提取物，必须含有恰当的标签，且需遵守《人用医药产品标签和说明书的赋形剂指南》中对乙醇标签的规定 |
| | **适应证 2）** |
| | 如果出现腹泻，应首先进行补液 |
| | 如果出现反复腹泻或血便，应咨询医生或具有资质的保健医生 |

### 4.5 与其他药品的相互作用以及其他形式的相互作用

| 良好应用药物 | 传统应用药物 |
|---|---|
| | 尚无报告 |

### 4.6 生育、怀孕和哺乳期

| 良好应用药物 | 传统应用药物 |
|---|---|
| | 孕期和哺乳期间的安全性尚不明确。在缺乏足够数据的情况下，不建议在孕期和哺乳期间使用 |

### 4.7 对驾驶和机器使用能力的影响

| 良好应用药物 | 传统应用药物 |
| --- | --- |
| | 目前尚无对驾驶和机器使用能力影响的研究 |

### 4.8 不良反应

| 良好应用药物 | 传统应用药物 |
| --- | --- |
| | 尚无<br>若发生不良反应，应咨询医生或具有资质的保健医生 |

### 4.9 过量用药

| 良好应用药物 | 传统应用药物 |
| --- | --- |
| | 目前尚无过量用药相关的病例报告 |

## 5 药理性质

### 5.1 药效学特征

| 良好应用药物 | 传统应用药物 |
| --- | --- |
| | 经修订的指令 2001/83/EC 第 16c（1）（a）（iii）条中对此并无要求 |

### 5.2 药代动力学特征

| 良好应用药物 | 传统应用药物 |
| --- | --- |
| | 经修订的指令 2001/83/EC 第 16c（1）（a）（iii）条中对此并无要求 |

### 5.3 临床前安全性数据

| 良好应用药物 | 传统应用药物 |
| --- | --- |
| | 经修订的指令 2001/83/EC 第 16c（1）（a）（iii）条中对此并无要求，除非对产品的安全使用是有必要的。尚未进行生殖毒性、遗传毒性和致癌性试验 |

## 6 制药资料

| 良好应用药物 | 传统应用药物 |
| --- | --- |
| | 不适用 |

## 7 编撰日期 / 最新版本

2011 年 5 月 10 日

## 3. 针对多种适应证的草药专论（贯叶连翘）

### 贯叶连翘草药专论

1 药品名称

视最终产品而定

2 定性和定量组成

［注：1. 原料应符合《欧洲药典》规定（参考：01/2008：1438）

2. 每个最终产品的活性成分公告应与相关草药质量指南一致。］

| 良好应用药物 | 传统应用药物 |
|---|---|
| 适用于经修订的指令 2001/83/EC 第 10（a）条下规定的注册申请<br>*贯叶连翘*（*St. John`s Wort*）：<br>i）草药物质<br>不适用<br>ii）草药制剂<br>　a）干浸膏（DER 3~7：1），萃取剂：乙醇 80%（*V/V*）<br>　b）干浸膏（DER 3~6：1），萃取剂：乙醇 80%（*V/V*）<br>　c）干浸膏（DER 2.5~8：1），萃取剂：乙醇 50%~68%（*V/V*） | 适用于经修订的指令 2001/83/EC 第 16d（1）条下规定的注册申请<br>*贯叶连翘*（*St. John`s Wort*）：<br>i）草药物质<br>不适用<br>ii）草药制剂<br>　a）干浸膏（DER 4~7：1），萃取剂：乙醇 38%（*m/m*）<br>　b）流浸膏（DER 1：4-20），萃取剂：植物油<br>　c）流浸膏（DER 1：13），萃取剂：玉米油或其他植物油<br>　d）酊剂（草药物质和萃取剂的比例为 1：10），萃取剂：乙醇 45%~50%（*V/V*）<br>　e）酊剂（草药物质和萃取剂的比例为 1：5），萃取剂：乙醇 50%（*V/V*）<br>　f）流浸膏（DER 1：2），萃取剂：乙醇 50%（*V/V*）<br>　g）流浸膏（DER 1：5-7），萃取剂：乙醇 50%（*V/V*）<br>　h）新鲜草药榨汁（DER 1.1-2.5：1）<br>　i）研磨过的草药物质<br>　j）粉状草药物质 |

3 剂型

| 良好应用药物 | 传统应用药物 |
|---|---|
| 口服固体剂型的草药制剂<br>该药品剂型应在《欧洲药典》中以完整的标准术语描述 | 口服研磨过的草药物质制成的草药茶<br>口服固体剂型的草药制剂 a），j）<br>口服液体剂型的草药制剂 c），d），e），f），g），h）<br>液体或半固体剂型的草药制剂 b），d），e），i）在皮肤使用<br>该药品剂型应在《欧洲药典》中以完整的标准术语描述 |

## 4 临床资料

### 4.1 治疗适应证

| 良好应用药物 | 传统应用药物 |
| --- | --- |
| **适应证 1）**<br>草药物质，草药制剂 a），b）：<br>传统草药产品，用于轻度至中度抑郁发作的治疗（根据 ICD-10）<br>**适应证 2）**<br>草药制剂 c）：<br>传统草药产品，用于轻度抑郁证证状的短期治疗 | **适应证 1）**<br>草药物质，草药制剂 a），c），d），e），f），g），h），i），j）：<br>传统草药产品，用于暂时性精神疲劳<br>**适应证 2）**<br>草药制剂 b），d），e），i）：<br>传统草药产品，用于皮肤轻微炎证（如晒伤）的对证治疗，并有助于小伤口的愈合<br>**适应证 3）**<br>草药制剂 i）：<br>传统草药产品，用于轻微胃肠道不适的证状缓解<br>该药品是一种传统草药产品，专门长期用于特定适应证 |

### 4.2 剂量学和给药途径

| 良好应用药物 | 传统应用药物 |
| --- | --- |
| **剂量学**<br>*成人和老年人*<br>草药制剂 a）：<br>　单次剂量：300~600mg<br>　用药频率：每日 1~3 次<br>　每日剂量：600~1800mg<br>草药制剂 b）：<br>　单次剂量：900mg<br>　用药频率：每日 1 次<br>　每日剂量：900mg<br>草药制剂 c）：<br>　612mg，每日 1 次<br>　或<br>　单次剂量：250~650mg<br>　用药频率：每日 2~3 次<br>　每日剂量：500~1200mg<br>*儿童，青少年*<br>不建议 18 岁以下儿童和青少年使用（详见"4.4 特殊警告及使用注意事项"）<br>**用药持续时间**<br>*适应证 1）*<br>治疗后 4 周内即可出现疗效。如果在用药过程中证状持续，应咨询医生或具有资质的保健医生 | **剂量学**<br>*适应证 1）*<br>*成人和老年人*<br>草药制剂 a）：<br>　单次剂量：60~180mg<br>　每日剂量：180~360mg<br>草药制剂 c）：<br>　单次剂量：200mg<br>　每日剂量：600mg<br>草药制剂 d）：<br>　单次剂量：2~4ml<br>　每日剂量：6~12ml<br>草药制剂 e）：<br>　单次剂量：1~1.5ml<br>　每日剂量：3~4.5ml<br>草药制剂 f）：<br>　单次剂量：0.8~1.2ml<br>　每日剂量：2.4~3.6ml<br>草药制剂 g）：<br>　单次剂量：1.3ml<br>　每日剂量：4ml<br>草药制剂 h）：<br>　单次剂量：10~20ml |

续表

| 良好应用药物 | 传统应用药物 |
|---|---|
| **适应证 2 )** <br> 6 周 <br> 治疗后 4 周内即可出现疗效。如果在用药过程中证状持续，应咨询医生或具有资质的保健医生 <br> **给药途径** <br> 口服使用 | 每日剂量：10~30ml <br> 草药制剂 i )： <br>   对于茶制剂： <br>   单次剂量：1.5~2g <br>   每日剂量：3~6g <br> 草药制剂 j )： <br>   单次剂量：300~500mg <br>   每日剂量：900~1000mg <br> *儿童，青少年* <br>   不建议 18 岁以下儿童和青少年使用（详见 4.4 "特殊警告及使用注意事项"）。 <br> **适应证 2 )** <br> *青少年，成人，老年人* <br> 草药制剂 b )，i )： <br>   未稀释的草药制剂在皮肤使用 <br> 草药制剂 d )，e )： <br>   未稀释或稀释的草药制剂在皮肤使用 <br> *儿童* <br>   不建议 12 岁以下儿童使用（详见 4.4 "特殊警告及使用注意事项"）。 <br> **适应证 3 )** <br> *成人，老年人* <br> 草药制剂 i )： <br>   对于茶制剂： <br>   单次剂量：2g <br>   每日剂量：4g <br> *儿童，青少年* <br>   不建议 18 岁以下儿童和青少年使用（详见 4.4 "特殊警告及使用注意事项"）。 <br> **用药持续时间** <br> **适应证 1 )** |

续表

| 良好应用药物 | 传统应用药物 |
|---|---|
| | 如果在用药过程中症状持续 2 周以上，应咨询医生或具有资质的保健医生。<br>**适应证 2）和 3）**<br>如果在用药过程中症状持续 1 周以上，应咨询医生或具有资质的保健医生。<br>**给药途径**<br>**适应证 1）和 3）**<br>口服使用。<br>**适应证 2）**<br>皮肤使用。 |

## 4.3 禁忌证

| 良好应用药物 | 传统应用药物 |
|---|---|
| 对活性成分过敏<br>与环孢素、全身用他克莫司、氨丙那韦、印地那韦和其他蛋白酶抑制剂、伊立替康和华法林合用（见 "4.5 与其他药品的相互作用以及其他形式的相互作用"） | 对活性成分过敏 |

## 4.4 特殊警告及使用注意事项

| 良好应用药物 | 传统应用药物 |
|---|---|
| **适应证 1）和 2）**<br>治疗期间应避免强烈的紫外线照射<br>由于缺乏足够数据，不建议 18 岁以下儿童和青少年使用 | **适应证 1）和 3）**<br>治疗期间应避免强烈的紫外线照射<br>由于缺乏足够数据，不建议 18 岁以下儿童和青少年使用<br>对于含乙醇的酊剂，必须含有恰当的标签，且需遵守《人用医药产品标签和说明书的赋形剂指南》中对乙醇标签的规定<br>**适应证 2）**<br>治疗期间应避免强烈的紫外线照射<br>由于缺乏儿童安全性数据，不建议 12 岁以下儿童使用<br>如果观察到皮肤感染的迹象，应咨询医生或具有资质的保健医生 |

### 4.5 与其他药品的相互作用以及其他形式的相互作用

| 良好应用药物 | 传统应用药物 |
| --- | --- |
| 贯叶连翘干浸膏能诱导 CYP3A4、CYP2C9、CYP2C19 和 P– 糖蛋白的活性。禁止同时使用环孢素、全身使用他克莫司、氨普雷那韦、印地那韦和其他蛋白酶抑制剂、伊立替康和华法林（见"4.3 禁忌证"）<br><br>应特别小心同时使用代谢受 CYP3A4、CYP2C9、CYP2C19 或 P– 糖蛋白影响的所有药物（如阿米替林、非索非那定、苯二氮䓬类、美沙酮、辛伐他汀、地高辛、非那雄胺），因为血浆浓度可能会降低<br><br>口服避孕药引起的血浆浓度降低可能导致经间出血增加和节育安全性降低。使用口服避孕药的妇女应采取额外的避孕措施<br><br>在择期手术前，应确定与全身和局部麻醉期间使用的产品的可能相互作用。如有必要，应停止使用草药产品。停药后 1 周内升高的酶活性恢复至正常水平<br><br>贯叶连翘干浸膏与抗抑郁药如 5– 羟色胺再摄取抑制剂（如舍曲林、帕罗西汀、奈法唑酮）、丁螺环酮或曲坦类合用时，可能有助于产生 5– 羟色胺能作用<br><br>按处方服用其他药物的患者在服用贯叶连翘前应咨询医生或药剂师 | **适应证 1）和 3）**<br>如果每天摄入的贯叶连翘素少于 1mg，使用时间不超过 2 周（见"4.2 剂量学和给药途径"），预期无临床相关的相互作用<br><br>按处方服用其他药物的患者在服用贯叶连翘前应咨询医生或药剂师<br>**适应证 2）**<br>尚无报告 |

### 4.6 生育，怀孕和哺乳期

| 良好应用药物 | 传统应用药物 |
| --- | --- |
| 动物研究结果尚不明确。对人类的潜在风险是未知的。在缺乏足够临床数据的情况下，不建议在孕期和哺乳期使用 | 由于缺乏足够的数据，不建议在孕期和哺乳期间使用 |

### 4.7 对驾驶和机器使用能力的影响

| 良好应用药物 | 传统应用药物 |
| --- | --- |
| 尚未对驾驶和机器使用能力影响进行充分研究 | **适应证 1）和 3）**<br>尚未对驾驶和机器使用能力影响进行充分研究<br>**适应证 2）**<br>不相关 |

### 4.8 不良反应

| 良好应用药物 | 传统应用药物 |
|---|---|
| 可能出现胃肠道疾病、皮肤过敏反应、疲劳和烦躁不安。发生率未知<br><br>皮肤白皙的人在强烈阳光下可能会出现强烈的晒伤样症状<br><br>如果出现上述未提及的其他不良反应，应咨询医生或具有资质的保健医生 | **适应证 1）和 3）**<br>可能出现胃肠道疾病、皮肤过敏反应、疲劳和烦躁不安。发生率未知<br>皮肤白皙的人在强烈阳光下可能会出现强烈的晒伤样症状<br>如果出现上述未提及的其他不良反应，应咨询医生或具有资质的保健医生<br>**适应证 2）**<br>可能出现皮肤反应。发生率未知<br>如果出现上述未提及的其他不良反应，应咨询医生或具有资质的保健医生 |

### 4.9 过量用药

| 良好应用药物 | 传统应用药物 |
|---|---|
| 在连续两周每天摄入达到 4.5g 的干浸膏和额外 15g 的干浸膏之后，就在住院之前报告出现了发作和精神错乱<br><br>摄入大量的过量药物后，患者应在 1~2 周内避免阳光和其他紫外线光源照射 | 在连续两周每天摄入达到 4.5g 的干浸膏和额外 15g 的干浸膏之后，就在住院之前报告出现了发作和精神错乱<br><br>摄入大量药物后，患者应在 1~2 周内避免阳光和其他紫外线光源照射 |

## 5 药理性质

### 5.1 药效学特征

| 良好应用药物 | 传统应用药物 |
|---|---|
| 药物治疗组：其他抗抑郁药<br>ATC 代码：N06AX<br>贯叶连翘干浸膏抑制神经递质去甲肾上腺素、5- 羟色胺和多巴胺的突触体摄取。亚慢性治疗引起 β 肾上腺素能受体的下调；它在几种抗抑郁剂模型（例如强迫游泳试验）中改变动物的行为，类似于合成抗抑郁药。萘二酮（如金丝桃素、伪金丝桃素）、间苯三酚衍生物（如贯叶连翘素）和黄酮类化合物对本品活性有作用 | 指令 2001/83/EC 第 16c（1）（a）（iii）条中对此并无要求 |

## 5.2 药代动力学特征

| 良好应用药物 | 传统应用药物 |
| --- | --- |
| 贯叶连翘素的吸收有延迟，大约在给药后 2 小时开始。贯叶连翘素的消除半衰期约为 20 小时，平均停留时间约为 30 小时。在给药后 3~4 小时达到最高水平；未检测到蓄积。贯叶连翘素和类黄酮化合物槲皮素 –3–O– 葡萄糖醛酸苷能穿过血脑屏障。贯叶连翘素通过激活 PXR 系统，剂量依赖性地诱导代谢酶 CYP3A4、CYP2C9、CYP2C19 和 P–GP 的活性。因此，其他药物的清除可能会加快，导致血浆浓度下降 | 指令 2001/83/EC 第 16c（1）（a）（iii）条中对此并无要求 |

## 5.3 临床前安全性数据

| 良好应用药物 | 传统应用药物 |
| --- | --- |
| 急性毒性和重复给药毒性的研究没有显示毒性作用的迹象<br>AMES 试验（鼠伤寒沙门氏菌 TA98 和 TA100，有或没有代谢活性）中乙醇提取物的弱阳性结果可归属于五羟黄酮，与人体安全无关。在进一步的体外和体内试验中未检测到致突变性迹象<br>生殖毒性试验尚不明确<br>致癌性试验尚未公开 | 指令 2001/83/EC 第 16c（1）（a）（iii）条中对此并无要求，除非对产品的安全使用是有必要的<br>急性毒性和重复给药毒性的研究没有显示毒性作用的迹象。AMES 试验（鼠伤寒沙门氏菌 TA98 和 TA100，有或没有代谢活性）中乙醇提取物的弱阳性结果可归属于五羟黄酮，与人体安全无关。在进一步的体外和体内试验中未检测到致突变性迹象<br>生殖毒性试验尚不明确<br>尚未进行致癌性试验 |
| 光毒性：<br>每天口服 1800mg 提取物 15 天后，皮肤对紫外线的敏感性增加，色素沉着的最小剂量显著降低。在推荐剂量下，没有光毒性的迹象被报告 | 光毒性：<br>每天口服 1800mg 提取物 15 天后，皮肤对紫外线的敏感性增加，色素沉着的最小剂量显著降低。在推荐剂量下，没有光毒性的迹象被报告 |

## 6 制药资料

| 良好应用药物 | 传统应用药物 |
| --- | --- |
| 提取物应根据贯叶连翘素进行定量。贯叶连翘素和类黄酮化合物的含量应公布 | 必须在口服草药制剂中规定贯叶连翘素的含量。每天摄入的贯叶连翘素必须低于 1mg |

## 7. 编撰日期 / 最新版本

2009 年 12 月 12 日

# 二、欧盟清单条目

## 1. 传统使用的洋蓍草草药物质、制剂及其组合的欧盟清单条目

**植物学名**
洋蓍草

**植物科**
菊科

**草药物质**
洋蓍草

**草药制剂**
研磨过的草药
干浸膏（DER 6~9∶1），萃取剂 – 水
干浸膏（DER 5~10∶1），萃取剂 – 水

**《欧洲药典》参考**
Yarrow–Millefolii herba（07/2014：1382）

**适应证**
*适应证1）*
传统草药产品，用于缓解暂时性食欲不振
*适应证2）*
传统草药产品，用于对症治疗轻度、痉挛性胃肠不适，包括腹胀和肠胃胀气
*适应证3）*
传统草药产品，用于对症治疗月经期引起的轻微痉挛
*适应证4）*
传统草药产品，用于治疗浅表性小伤口

**传统使用类型**
欧洲

**规定规格**
详见"规定剂量"

**规定剂量**
*青少年，成人和老年人*
单剂量
*适应证1）和2）*
草药茶：将1.5~4克研磨过的草药加入150~250毫升沸水中，作为草药浸液，在两餐之间服用，每日3~4次
每日剂量：4.5~16克

续表

针对适应证"食欲不振"，应在饭前 30 分钟服用该液体制剂

*适应证 2）*

干浸膏（DER 6~9∶1），萃取剂 – 水：334 毫克，每日 3~4 次

每日剂量：1.002~1.336 克

*适应证 3）*

草药茶：将 1~2 克研磨过的草药加入 250 毫升沸水中作为草药浸液，每日 2~3 次

每日剂量：2~6 克

干浸膏（DER 5~10∶1），萃取剂 – 水：250 毫克干浸膏，每日 2~3 次

每日剂量：0.50~0.75 克

*适应证 4）*

将研磨过的草药制成浸液，用于皮肤使用：将 3~4g 研磨过的草药加入 250 毫升沸水中

每日 2~3 次

每日剂量：6~12 克

不建议 12 岁以下的儿童和青少年使用（详见"特殊警告及使用注意事项"一节）

**给药途径**

*适应证 1）、2）和 3）*

口服

*适应证 4）*

用于皮肤：作为浸渍敷料应用于患处

**用药持续时间或对持续时间的限制**

*适应证 1）和 2）*

若用药两周后症状持续，应咨询医生或具有资质的保健医生

*适应证 3）和 4）*

若用药一周后症状持续，应咨询医生或具有资质的保健医生

**安全用药所需的其他信息**

*禁忌证*

对活性成分和菊科其他植物有超敏反应

*特殊警告及使用注意事项*

由于缺乏足够数据，12 岁以下儿童的使用情况尚不明确

对于适应证 1）、2）和 3）

如果在用药期间症状恶化，应咨询医生或具有资质的保健医生

对于适应证 4）

如果观察到皮肤有感染的迹象，应寻求医疗建议

*与其他药品的相互作用以及其他形式的相互作用*

尚无报告

*生育、怀孕和哺乳期*

怀孕和哺乳期间的安全性尚不明确

在缺乏足够数据的情况下，不建议在怀孕和哺乳期间使用

暂无与生育相关数据

*对驾驶和机器使用能力的影响*

续表

目前还没有关于对驾驶和机器使用能力影响的研究

**不良反应**

已有皮肤过敏反应的病例报告。频率未知

若发生其他未提及的不良反应，应咨询医生或具有资质的保健医生

**过量用药**

目前尚无过量用药相关的病例报告

**制药资料**

不适用

根据长期使用和经验，药理作用或疗效是合理的

不适用

编撰日期 / 最新版本

2020 年 9 月 23 日

## 2. 传统使用的辣薄荷油草药物质、制剂及其组合的欧盟清单条目

（最终版 – 修订版 1.0 ）

**植物学名**

辣薄荷

**植物科**

唇形科

**草药物质**

不适用

**草药制剂**

精油：用水蒸气蒸馏法，从有花植物气生部分提取出的精油

**欧洲药典参考**

Peppermint oil–Menthae piperitae aetheroleum（0405）

**适应证**

**适应证 1 ）**

传统草药产品，用于缓解咳嗽和感冒症状

**适应证 2 ）**

传统草药产品，用于缓解局部肌肉疼痛症状

**适应证 3 ）**

传统草药产品，用于缓解完好皮肤的局部瘙痒症状

该药品是一种传统草药产品，专门长期用于特定适应证

续表

**传统使用类型**
欧洲

**规定规格**
*适应证1）、2）和3）*
单剂量
皮肤用药和经皮用药
　4~11 岁儿童
　半固体制剂 2%~10%
　氢乙醇制剂 2%~4%
　青少年
　半固体制剂 5%~15%
　氢乙醇制剂 3%~6%
　成人，老年人
　半固体和油性制剂 5%~20%
　氢乙醇制剂 5%~10%
*适应证1）*
青少年，成人和老年人
鼻软膏中 1%~5% 精油

**规定剂量**
每日最多 3 次
*适应证1）*
在胸部、背部或鼻孔周围薄涂一层
*适应证2）和3）*
在感染区域薄涂一层
制剂每日剂量不得超过长叶薄荷酮和薄荷呋喃的剂量限制（详见制药资料）
禁止 2 岁以下儿童使用（详见禁忌证）
不建议 2~3 岁儿童使用（详见特殊警告及使用注意事项）
不建议 2~11 岁儿童使用鼻腔药物制剂（详见特殊警告及使用注意事项）

**给药途径**
皮肤用药和经皮给药

**用药持续时间或对持续时间的限制**
*适应证2）和3）*
不建议连续使用本品超过 2 周
*适应证1）、2）和3）*
若用药两周后症状持续，应咨询医生或具有资质的保健医生

**安全用药所需的其他信息**
**禁忌证**
2 岁以下儿童，使用薄荷醇可诱发反射性呼吸暂停和喉痉挛
有癫痫发作史的儿童（无论是否有发热史）

续表

对薄荷油或薄荷醇有超敏反应

**特殊警告及使用注意事项**

涂抹薄荷油后，眼睛与未清洗的手接触可能会引起刺激

薄荷油不应该涂在破损或发炎的皮肤上

由于缺乏足够的数据，2 至 3 岁儿童的使用情况尚不明确

由于缺乏足够的数据，2 至 11 岁儿童使用鼻腔药物制剂的情况尚不明确

使用本品时应避免使用其他含有薄荷油的药品

如果在用药期间症状恶化，应咨询医生或具有资质的保健医生

**与其他药品的相互作用以及其他形式的相互作用**

尚无报告

**生育、怀孕和哺乳期**

在缺乏足够数据的情况下，不建议在怀孕和哺乳期间使用

暂无与生育相关数据

**对驾驶和机器使用能力的影响**

目前还没有关于对驾驶和机器使用能力影响的研究

**不良反应**

已有过敏反应病例报告，如皮疹、接触性皮炎和眼睛刺激。这些过敏反应通常是轻微且短暂的。

频率未知

局部应用后，可能会刺激鼻子的皮肤和黏膜

若发生其他未提及的不良反应，应咨询医生或具有资质的保健医生

**过量用药**

目前尚无过量用药相关的病例报告

**制药资料**

对儿童，青少年和成人而言，每日暴露量必须低于 0.75mg/kg 的长叶薄荷酮和薄荷呋喃

详情请见"关于使用含有长叶薄荷酮和薄荷呋喃的草药产品的公开声明"（EMA/HMPC/138386/2005 Rev1）

根据长期使用和经验，药理作用或疗效是合理的

不适用

编撰日期 / 最新版本

2020 年 1 月 15 日

第四篇

# 我国非处方药注册管理制度的完善

# 第十三章　我国非处方药注册管理现状

## 一、我国非处方药管理法律制度

我国从 1995 年起开始探索药品分类管理工作，1997 年 1 月《中共中央、国务院关于卫生改革与发展的决定》提出，国家建立和完善处方药与非处方药分类管理制度[①]；1999 年 6 月 11 日经国家药品监督管理局会议审议通过《处方药与非处方药分类管理办法（试行）》（局令第 10 号）（以下简称《办法》），于 2000 年 1 月 1 日起正式实施。《办法》规定，根据药品品种、规格、适应证、剂量及给药途径不同，将药品分为处方药和非处方药进行管理；根据药品的安全性，将非处方药分为甲类非处方药和乙类非处方药。同时《办法》规定，经营处方药、非处方药的批发企业和经营处方药、甲类非处方药的零售企业必须具有《药品经营企业许可证》；经省级药品监督管理部门或其授权的药品监督管理部门批准的其他商业企业可以零售乙类非处方药。同时，《处方药与非处方药流通管理暂行规定》《药品流通监督管理办法（暂行）》等进一步对非处方药的流通和使用等做了详细规定。2001 年修订后的《药品管理法》则以法律的形式明确规定，国家对药品实行处方药和非处方药分类管理制度。2020 年 7 月正式实施的《药品注册管理办法》第十五条再次明确规定，处方药和非处方药实行分类注册和转换管理。

---

① 杨世民. 药事管理学（第 5 版）[M]. 北京：人民卫生出版社，2011：35.

## 二、我国非处方药管理机构

国家药品监督管理局（National Medical Products Administration，NMPA）主管全国非处方药注册工作，负责对药物临床试验、药品生产和进口进行审批，并进行最终审批。其直属单位药品审评中心（Center for Drug Evaluation，CDE）负责制定非处方药上市注册相关技术指导原则和程序，对我国注册申请上市的非处方药进行技术审评，但其未设有专门进行非处方药技术审评的部门；除此之外，直属单位药品评价中心（Center for Drug Reevaluation，CDR）负责制定处方药和非处方药上市后转换相关技术要求和程序，进行非处方药适宜性审查。此外，省级药品监督管理部门是我国药品监督管理措施的具体执行机构，主要负责对非处方药注册资料的最初的形式审查以及后续配合 CDE 和 CDR 进行新药研制的现场核查以及生产现场的检查等工作。

# 第十四章　我国非处方药上市途径分析

## 一、我国非处方药上市途径概述

我国主要通过遴选、注册、转换三种途径确定非处方药的品种，前期以遴选为主，目前以转换和注册为主。与欧美国家相比，我国非处方药的准入模式更具自身特色。

### 1. 中国非处方药的遴选途径

20 世纪 90 年代末，我国开始开展非处方药的遴选工作，与美国的非处方药专论模式不同，我国直接采取专家讨论遴选的方式，按照"应用安全，质量稳定，使用方便，疗效确定"的原则进行遴选工作[1][2]。该模式更为省时，亦能更好地满足公众的基本用药需求。截至 2003 年，我国先后公布了六批国家非处方目录，共计 4064 种品种，其中包括中成药制剂 3247 种，化学药制剂 817 种（表 14-1）。但由于我国是先遴选处方药，后遴选非处方药，目前存在一些既不是处方药，也不是非处方药的中间药品，从而导致在法律层面上对于该部分药品的监管困难[3]

---

① 兰茜，甄杰，翟所迪. 借鉴国外经验在我国建立国外处方药与非处方药分类管理制度的意义［J］. 中国临床药理学杂志，2013，29（11）：78-81.
② 夏东胜. 中国非处方药物评价体系及展望［J］. 中国药学杂志，2014，49（08）：697-701.
③ 胡骏，颜建周，邵蓉. 中国与美国非处方药管理体系的对比研究［J］. 中国新药杂志，2019，28（06）：641-645.

表 14-1　我国目前遴选的非处方药目录 [①]

| 批次 | 时间 | 化学药（种） | 中成药（种） | 总计 |
|---|---|---|---|---|
| 第一批 | 1990-06-11 | 165 | 160 | 325 |
| 第二批 | 2001-05-18 | 205 | 1352 | 1557 |
| 第三批（一） | 2002-09-10 | 50 | 147 | 207 |
| 第三批（二） | 2002-11-06 | 47 | 361 | 408 |
| 第四批（一） | 2002-11-28 | 107 | 196 | 303 |
| 第四批（二） | 2003-01-24 | 51 | 249 | 300 |
| 第四批（三） | 2003-03-24 | 0 | 190 | 190 |
| 第五批（一） | 2003-04-29 | 0 | 190 | 190 |
| 第五批（二） | 2003-05-20 | 36 | 173 | 209 |
| 第五批（三） | 2004-07-02 | 72 | 58 | 130 |
| 第六批 | 2003-11-25 | 84 | 161 | 245 |
| 总计 |  | 817 | 3247 | 4064 |

## 2. 中国非处方药的转换途径

根据《处方药与非处方药分类管理办法（试行）》，按照药品分类管理工作的整体部署和安排，2004 年 4 月 7 日国家食品药品监督管理局在国家标准药品中进行非处方药的遴选，初步对上市药品进行了处方药与非处方药的分类，并从 2004 年开始开展处方药与非处方药转换评价工作，对非处方药目录实行动态管理。

《关于开展处方药与非处方药转换评价工作的通知》（国食药监安〔2004〕101 号）中确定了处方药转换为非处方药的范围：除以下规定情况外，申请单位均可对其生产或代理的品种提出处方药转换评价为非处方药的申请：①监测期内的药品；②用于急救和其他患者不宜自我治疗疾病的药品，如用于肿瘤、糖尿病等药品；③消费者不便自我使用的药物剂型，如注射剂等；④用药期间需要专业人员进行医学监护和指导的药品；⑤需要在

① 数据来源：国家药品监督管理局网站（原国家食品药品监督管理总局网站）https：//www.nmpa.gov.cn/

特殊条件下保存的药品；⑥作用于全身的抗菌药物、激素（避孕药除外）；⑦含毒性中药材，且不能证明其安全性的药品；⑧原料药、药用辅料、中药材、饮片；⑨国家规定的医疗用毒性药品、麻醉药品、精神药品和放射性药品，以及其他特殊管理的药品；⑩其他不符合非处方药要求的药品。

处方药转换为非处方药工作流程如图 14-1 所示。

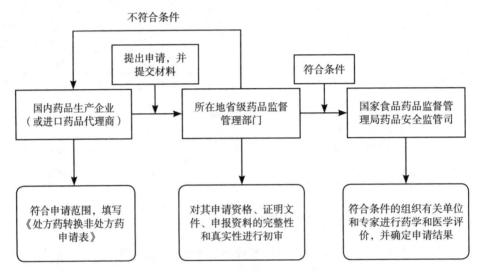

**图 14-1　处方药申请转换非处方药流程**

表 14-2 为我国 2015~2021 年处方药转换为非处方药数量。

**表 14-2　2015–2021 年处方药转换非处方药数量**[①]

| 时间 | 化学药 | 中药 | 总计 |
|---|---|---|---|
| 2015 年 | 3 | 26 | 29 |
| 2016 年 | 6 | 42 | 48 |
| 2017 年 | 未有相关数据 | | |
| 2018 年 | 5 | 17 | 22 |
| 2019 年 | 2 | 10 | 12 |

① 数据来源：国家药品监督管理局网站（原国家食品药品监督管理总局网站）https：//www.nmpa.gov.cn/

| 时间 | 化学药 | 中药 | 总计 |
|---|---|---|---|
| 2020 年 | 9 | 31 | 40 |
| 2021 年（截至第 58 号公告） | 2 | 6 | 8 |
| 总计 | 27 | 132 | 159 |

中成药处方药转换为非处方药的所需要提交的资料见表 14-3。中成药处方药转换为非处方药的申报分类分为以下三类：第一类是与公布的非处方药处方、给药途径相同，仅剂型或规格不同的品种；第二类是不含毒性药材的品种（"毒性药材"指法定标准中标示有毒性或现代毒理学证明有毒性的药材）；第三类是不包括在以上两类中的品种。

表 14-3　中成药处方药转换为非处方药所需提交资料要求

| 资料分类 | 资料项目 | 资料项目要求 | | |
|---|---|---|---|---|
| | | 第一类 | 第二类 | 第三类 |
| 综述资料 | 1. 处方药转换非处方药申请表 | ＋ | ＋ | ＋ |
| | 2. 申报资料目录 | ＋ | ＋ | ＋ |
| | 3. 申报说明 | ＋ | ＋ | ＋ |
| | 4. 拟使用非处方药说明书样稿 | ＋ | ＋ | ＋ |
| | 5. 现销售的最小销售单位样品一份 | ＋ | ＋ | ＋ |
| | 6. 证明性文件 | ＋ | ＋ | ＋ |
| 药学资料 | 7. 药品制剂及药材、辅料的法定质量标准 | ＋ | ＋ | ＋ |
| | 8. 药品质量资料 | ＋ | ＋ | ＋ |
| 安全性资料 | 9. 毒理研究资料 | △ | △ | ＋ |
| | 10. 不良反应（事件）研究资料 | ＋ | ＋ | ＋ |
| | 11. 依赖性研究资料 | － | － | ＋ |
| | 12. 与其他药物和食物相互作用情况 | － | ＋ | ＋ |
| | 13. 消费者进行自我诊断、自我药疗情况下的安全性研究资料 | － | － | △ |
| | 14. 广泛使用情况下的安全性研究资料 | － | △ | △ |
| 有效性资料 | 15. 药效学研究资料 | ＋ | ＋ | ＋ |
| | 16. 药品有效性临床研究资料 | ＋ | ＋ | ＋ |

注："＋"指必须报送的资料；"－"指可以免报的资料；"△"指选报的资料。

化学药处方药转换为非处方药所需要的资料见表14-4。化学药处方药转换非处方药的申报分类为三类：第一类：与公布的非处方药处方、锅药途径相同，仅剂型或规格不同的品种；第二类：由已公布非处方药活性成分组成的复方制剂；第三类：不包括在以上两类中的品种。

表14-4  化学药处方药转换为非处方药所需提交资料要求

| 资料分类 | 资料项目 | 资料项目要求 | | |
|---|---|---|---|---|
| | | 第一类 | 第二类 | 第三类 |
| 综述资料 | 1. 处方药转换非处方药申请表 | + | + | + |
| | 2. 申报资料目录 | + | + | + |
| | 3. 申报说明 | + | + | + |
| | 4. 拟使用非处方药说明书样稿 | + | + | + |
| | 5. 现销售的最小销售单位样品一份 | + | + | + |
| | 6. 证明性文件 | + | + | + |
| 药学资料 | 7. 药品制剂及活性成分、非活性成分的法定质量标准应在本项资料中说明制剂及所有成分的标准来源，已列入我国药典的成分可不提供此成分质量标准 | + | + | + |
| | 8. 药品质量资料 | + | + | + |
| 安全性资料 | 9. 毒理研究资料 | △ | △ | + |
| | 10. 不良反应（事件）研究资料 | + | + | + |
| | 11. 依赖性研究资料 | — | — | + |
| | 12. 耐受性研究资料 | — | — | + |
| | 13. 与其他药物和食物相互作用情况 | — | — | + |
| 安全性资料 | 14. 消费者进行自我诊断、自我药疗情况下的安全性研究资料 | — | — | △ |
| | 15. 广泛使用情况下的安全性研究资料 | — | △ | △ |
| 有效性资料 | 16. 药效学研究资料 | + | + | + |
| | 17. 药品有效性临床研究资料 | + | + | + |

注："＋"指必须报送的资料；"—"指可以免报的资料；"△"指选报的资料。

## 3. 中国非处方药的注册途径

我国是全球OTC注册最严格的国家之一，一款药品从申请到审批通过通常需要五年的时间，这个上市速度几乎和处方药无异。其主要原因是以前对非处方药的注册准入并没有独立的审评审批方法，而是采用和处方药同样的审批流程以及技术要求，如图 14-2 所示。虽然《药品注册管理办法》（2007版）规定，经国家食品药品监督管理局确定的非处方药改变剂型，但不改变适应证或者功能主治、给药剂量以及给药途径的药品以及使用国家食品药品监督管理局确定的非处方药活性成分组成的新的复方制剂符合非处方药有关规定的，按照非处方药审批和管理，但是实际上在审评审批时仍以处方药的要求来执行，这很大程度上限制和减缓了非处方药产品上市的数量和速度。

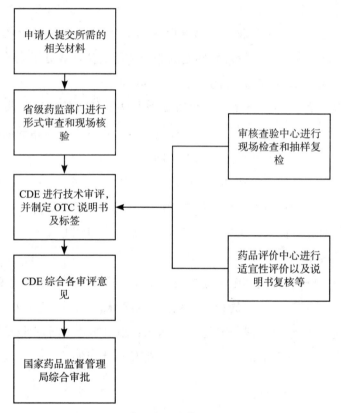

**图 14-2　我国非处方药注册上市流程**

　　为了加强药品管理，保证药品质量，保障公众用药安全和合法权益，保护和促进公众健康，同时加速审评，节约审评资源，增强国际竞争力，2020年 1 月 15 日经国家市场监督管理总局 2020 年第 1 次局务会议审议通过的《药品注册管理办法》进一步明确了处方药与非处方药分类注册的要求。

《药品注册管理办法》第十五条规定，处方药和非处方药实行分类注册和转换管理。药品审评中心根据非处方药的特点，制定非处方药上市注册相关技术指导原则和程序，并向社会公布。药品评价中心制定处方药和非处方药上市后转换相关技术要求和程序，并向社会公布。《药品注册管理办法》第三十六条规定：符合以下情形之一的，可以直接提出非处方药上市许可申请：①境内已有相同活性成分、适应证（或者功能主治）、剂型、规格的非处方药上市的药品；②经国家药品监督管理局确定的非处方药改变剂型或者规格，但不改变适应证（或者功能主治）、给药剂量以及给药途径的药品；③使用国家药品监督管理局确定的非处方药的活性成分组成的新的复方制剂；④其他直接申报非处方药上市许可的情形。

2020年7月，为配合《药品注册管理办法》的实施，国家药品监督管理局药品审评中心发布了《化学药品非处方药上市注册技术指导原则（征求意见稿）》（以下简称《征求意见稿》），向社会公众征求意见。《征求意见稿》规定，按照《药品注册管理办法》第三十六条规定的可以直接提出非处方药上市许可申请的四种情形，分别从药学研究、药理毒理学研究、临床药理学研究和临床研究方面对相关技术要求提出建议，与四种情形相对应的具体研究要求详见表14-5。

这是自2000年开始实施《处方药和非处方药分类管理办法（试行）》以来，对OTC审评审批做出的较大变化，意味着未来只要符合OTC申报类别的品种可直接通过OTC路径申请上市。CDE制定非处方药审批标准和要求，也使得业内呼吁多年的加快非处方药上市速度成为可能。

表 14-5　非处方药上市许可申请的研究要求

| 申报类别 | 情形描述 | | 研究要求 | | | |
|---|---|---|---|---|---|---|
| | | | 药学研究 | 药理毒理学研究 | 临床药理学研究 | 临床研究 |
| （一）境内已有相同活性成分、适应证、剂型、规格的非处方药上市的药品 | 1. 仿制境内上市的非处方药 | 1.1 所有特征一致 | 同处方药要求 | 豁免 | 豁免/BE | 豁免 |
| | | 1.2 仅改变口味、颜色、气味、清凉度、稠度、硬度、包装规格等，且变更事项不影响药品质量和疗效特征 | 同1.1的技术要求 | | | |
| （二）经国家药品监督管理局确定的非处方药改变剂型或者规格，但不改变适应证、给药剂量以及给药途径的药品 | 1. 在境内上市的非处方药基础上，改变剂型 | 1.1 相同释药行为的新剂型 | 同处方药要求 | 豁免 | 豁免/BE | 豁免 |
| | | 1.2 改变释药行为的新剂型 | 同处方药要求 | 豁免/必要的毒理毒代研究 | 豁免/BE或BA | 豁免/必要的桥接研究 |
| | 2. 在境内已上市的非处方药基础上，改变规格 | | 同处方药要求 | 豁免 | 豁免/BE或BA | 豁免 |
| （三）使用国家药品监督管理局确定的非处方药的活性成分组成的新的复方制剂 | 境内上市的非处方药活性成分组成的新复方 | | 同处方药要求 | 豁免/必要的毒理毒代研究 | 必要的BE和药物相互作用研究 | 豁免/必要的桥接研究 |
| （四）其他直接申报非处方药上市许可的情形 | 1. 境外上市的非处方药 | 1.1 上市基础良好 | 同处方药要求 | 豁免 | 豁免 | 豁免/必要的桥接研究 |
| | | 1.2 上市基础较好，但需按照我国注册要求补充部分研究内容 | 同处方药要求 | 豁免/必要的毒理毒代研究 | 豁免/必要的临床药理学研究 | 豁免/必要的桥接研究 |
| | | 1.3 上市基础较差，无法通过补充研究达到我国注册要求 | 不建议申报 | | | |

续表

| 申报类别 | 情形描述 | | | 研究要求 | | | |
|---|---|---|---|---|---|---|---|
| | | | | 药学研究 | 药理毒理学研究 | 临床药理学研究 | 临床研究 |
| 2. 仿制境外上市但境内未上市的非处方药 | 2.1 所有特征一致 | 2.1.1 被仿品境外上市基础良好 | | 同处方药要求 | 豁免 | BE | 豁免/必要的桥接研究 |
| | | 2.1.2 被仿品境外上市基础较好，但需按照我国注册要求补充部分研究内容 | | 同处方药要求 | 豁免/必要的毒理毒代研究 | BE及必要的临床药理学研究 | 豁免/必要的桥接研究 |
| | | 2.1.3 被仿品境外上市基础较差，无法通过补充研究达到我国注册要求 | | 不建议申报 | | | |
| | 2.2 在被仿品基础上，仅改变口味、颜色、气味、清凉度、稠度、硬度、包装规格等，且变更事项不影响药品质量和疗效特征 | | | 同 2.1.1 和 2.1.2 的技术要求 | | | |
| (四) 其他直接申报非处方药上市许可的情形 | 3. 境内已上市的非处方药，新增适应证/用药人群 | | | 同处方药要求 | 必要的毒理毒代研究 | 必要的临床药理学研究 | 必要的疗效证实或确证研究 |
| | 4. 境内已上市的非处方药，新增给药途径 | | | 同处方药要求 | 必要的毒理毒代研究 | 必要的临床药理学研究 | 必要的疗效证实或确证研究 |
| | 5. 新活性成分的非处方药 | | | 同处方药要求 | 必要的毒理毒代研究 | 必要的临床药理学研究 | 必要的疗效证实或确证研究 |

在中药的注册审批方面，2016 年通过的《中华人民共和国中医药法》对中药复方制剂的注册申请有一定的规定。《中华人民共和国中医药法》第三十条规定，生产符合国家规定条件的来源于古代经典名方的中药复方制剂，在申请药品批准文号时，可以仅提供非临床安全性研究资料。具体管理办法由国务院药品监督管理部门会同中医药主管部门制定。前款所称古代经典名方，是指至今仍广泛应用、疗效确切、具有明显特色与优势的古代中医典籍所记载的方剂。具体目录由国务院中医药主管部门会同药品监督管理部门制定。

为贯彻落实《中华人民共和国中医药法》《国务院关于改革药品医疗器械审评审批制度的意见》（国发〔2015〕44 号），2018 年 5 月 29 日，国家药品监督管理局制定了《古代经典名方中药复方制剂简化注册审批管理规定》，其第三条对可以实施简化注册审批的古代经典明方规定了范围。实施简化注册审批的经典名方制剂应当符合以下条件：①处方中不含配伍禁忌或药品标准中标识有"剧毒""大毒"及经现代毒理学证明有毒性的药味；②处方中药味及所涉及的药材均有国家药品标准；③制备方法与古代医籍记载基本一致；④除汤剂可制成颗粒剂外，剂型应当与古代医籍记载一致；⑤给药途径与古代医籍记载一致，日用饮片量与古代医籍记载相当；⑥功能主治应当采用中医术语表述，与古代医籍记载基本一致；⑦适用范围不包括传染病，不涉及孕妇、婴幼儿等特殊用药人群。

而符合上述条件的经典名方，根据《古代经典名方中药复方制剂简化注册审批管理规定》中第五条，申请人可以仅提供药学及非临床安全性研究资料，免报药效学研究及临床试验资料，但申请人应当确保申报资料的数据真实、完整、可追溯。

## 二、我国非处方药上市途径存在的问题

当前我国非处方药上市途径中存在的主要问题有：①上市途径的狭窄；

②目前的非处方药上市途径的繁琐程序与非处方药需要快速上市的现状之间存在矛盾。

### 1.非处方药缺少独立的注册通道

2020 年版《药品注册管理办法》发布以前，非处方药的注册审评流程和处方药是一致的，处方药市场准入风险高、非处方药市场准入风险低，对待二者采取同等的审评审批方式，和国际上通行的风险管理理念是相违背的，这在一定程度上阻碍了非处方药的快速上市与推广[①]，也增加了行政审批的负担，造成审批资源的浪费，打击了企业的创新积极性。

2020 年 1 月《药品注册管理办法》颁布，明确要求处方药与非处方药实行分类注册和转换管理。2020 年 7 月，CDE 公开了《化学药品非处方药上市注册技术指导原则（征求意见稿）》，化学药非处方药上市程序开始向公众征求相关意见，化学药非处方药被划分了不同注册类别以及相应的技术研究要求，更加符合非处方药特点，使得非处方药的上市有了更为准确的资料提交依据与具体的途径，这给非处方药的创新提供了动力与便利。这是我国对非处方药监管体系的进一步探索。

但是，长远来看，非处方药上市途径优化仍有待探索和创新。首先，新修订的《药品注册管理办法》中关于非处方药注册情形与研究资料要求，仍然是针对具体 OTC 品种而规定的，并没有从本质上对非处方药安全性、有效性起决定作用的活性成分进行总结，这种注册形式尚未对二十年来我国在非处方药安全有效性研究方面所获得的经验进行全面系统总结，在一定程度上影响了 OTC 产业发展与该领域的企业创新。其次，虽然对部分类型的非处方药简化了审评材料，但大量的活性成分相同但有所创新，并且药学研究情况（如原辅料情况）不同的药品，审评部门难以避免重复性审批程序，这对于我国优化利用紧缺审评资源来说仍有待完善。最后，非处方药单独的审

---

① 胡骏，颜建周，邵蓉.中国与美国非处方药管理体系的对比研究 [J]. 中国新药杂志，2019，28（06）：641–645.

评审批流程仍未出台，不利于源头上解决非处方药上市缓慢、审评资源紧张等问题。

### 2. 非处方药转换申请主体单一，审评主体不一致

在非处方药的转换方面，相对于国外实践经验来看，首先，从申请主体来看，我国非处方药转换申请由获得批准的企业提交，而公众和其他社会团体则没有权利提出转换申请，限制了申请主体，无法保证尽可能多的符合要求的非处方药及时进行转换，影响了 OTC 药物的可及性。

其次，从转换审评的主体来看，我国非处方药转换工作的审评主体为药品评价中心，而该非处方药作为处方药上市时的审评主体是药品审评中心，尽管在进行审评时会提交相关资料，但药品评价中心对该产品作为处方药上市的审评情况的了解存在一定局限，不利于转换审评的延续性，从而影响转换工作的质量和效率[①]，并且药品转换的评价由国家药品监督管理局负责，难以对药品转换提出较为全面的评价，可能无法充分了解群众的意见[②]；将转换作为药品注册的另一种情形，统一由药品审评机构负责审评，则有助于审评的延续性和统一性，同时，广泛吸取利益相关方或社会各界人士的意见，也有助提高转换工作的公开、透明、合理。

## 三、我国非处方药注册审评制度改革的意义

目前，我国非处方药注册审评制度进行了改革，步入新的阶段；同时由于非处方药无需医师处方、可自行购买使用等相对便捷的特点以及自我药疗市场的发展，患者对非处方药的需求日渐增多，社会医疗资源需要更为合理

---

① 杨建红，陶巧凤，汪鳌，等.关于完善我国非处方药上市路径管理的建议［J］.中国药事，2020，34（11）：1269–1274.

② 胡骏，颜建周，邵蓉.中国与美国非处方药管理体系的对比研究［J］.中国新药杂志，2019，28（06）：641–645.

的节约与分配。以下将从政府、企业、社会及患者四个方面，分析非处方药
注册审评制度改革的意义。

## 1. 政府层面：有利于加快审评速度，促进非处方药上市，节约行政审评资源

处方药须凭借医生处方方可获得，尽管其收益与风险经过一定程度的
验证，但当处方药创新时，仍需要进行较为严格的审评审批过程。而非处方
药相比于处方药，其特点是临床使用多年并被证实"安全、稳定、有效、方
便"、可自行购买与使用，准入风险小。倘若仅进行简单创新的非处方药，
也与处方药采取同等严格的注册审评方式，经过漫长的审评审批过程，既抑
制了企业对非处方药创新的积极性，阻碍了非处方药的快速上市与推广，也
增加了 CDE 重复的审评工作，浪费审评资源。而美国、日本通过设立 OTC
专论制度，简化了符合相关要求的非处方药的注册，加快了审评审批速度，
这是促进 OTC 发展迅速的重要原因。

近年来，全球非处方药发展迅猛，OTC 占医药市场的比重逐年增加。
2010 年到 2015 年全球 OTC 市场规模已由 671.3 亿美元增加到 1116.2 亿美
元，而我国由 569 亿元增加到 2165 亿元，2015 年我国 OTC 市场规模约占全
球市场的 27%[①]，且增速高于全球市场。借鉴国外专论实践经验并结合自身医
药行情，进行非处方药注册制度的合理改革，制定 OTC 专论制度，不仅有
利于加速 OTC 审评上市、节约审评资源，同时也是在当今非处方药国际市
场的激烈竞争下，增加我国医药行业竞争力的重要措施。

## 2. 企业层面：有利于引导企业创新行为，丰富 OTC 药品品种

我国非处方药企业当前面临的困境之一是繁琐缓慢的上市流程不能够支
撑非处方药市场迅速扩增的需要，以至于增加了企业经费压力、影响了企业

---

① 中国非处方药物协会. 中国非处方药行业发展蓝皮书（2015）[M]. 北京：化学工业
出版社，2011：46–47.

创新。借鉴美国、日本专论实践经验，对非处方药的活性成分、配伍要求、剂型、辅料等做法，则能在一定程度上减少非处方药经过改良注册上市的时间与费用。例如针对某 OTC 药品品种，为满足众多患者对于药品口味的需求，研发企业只需根据专论对于辅料中矫味剂的相关要求进行口味上的创新，提交专论所要求的相关证明材料，无需重新进行临床试验与审评，可通过专论途径快速审评并上市销售。由此一来，既简化了注册过程，节约了试验与审评的庞大费用，也有利于引导和支持企业创新。故加快非处方药注册审评制度的改革，设立 OTC 专论制度，是激励企业进行非处方药创新、节约企业研发经费、丰富 OTC 药品品种并且拓展 OTC 药品市场的有力措施。

### 3. 社会层面：有利于非处方药市场的发展，平衡公共卫生资源

处方药需要凭借医师处方才能获得并且要严格遵循医师指导使用，存在一定的获取难度和使用难度。

与此相比，非处方药安全有效、方便快捷、可自行使用的特点，不仅有利于培养人们自我药疗的习惯，也有利于推进分级诊疗制度的实施，节约社会医疗资源，减轻医院压力以及患者就诊费用。通过注册审评制度改革可提高非处方药的可及性，促进非处方市场的发展，增加非处方药的可选择则性，满足患者对不同药品的需求，从而缓解人们"看病难、看病贵"的忧虑，并进一步提高公共卫生资源的合理利用率。

### 4. 患者层面：促进人民自我诊疗、自我药疗，满足逐渐增长的 OTC 药品需求

我国居民疾病谱在改革开放以来中呈现出较为明显的变化轨迹，慢性疾病如高血压、糖尿病、心脑血管疾病等已经取代感染性疾病；同时，老年病、慢病也逐渐出现年轻化的趋势[1]。从疾病谱变化来看，我国疾病特点是老

---

[1] 中国非处方药物协会.中国非处方药行业发展蓝皮书（2015）[M]. 北京：化学工业出版社，2011：46-47.

年病、慢性病增多和慢病年轻化，随着人民健康意识的增加和自我药疗的用药习惯的普及以及 OTC 药品本身具有便捷性的特点，人们对于非处方药作为慢病治疗的辅助用药和预防用药的需求不断增加，患者更希望通过自我保健和疾病预防来对自身身体状况进行更好的调整，这要求非处方药管理更加严格和人性化，也要求非处方药注册审评制度更完善。

# 第十五章　完善我国非处方药注册管理制度的建议

## 一、实施药品分类注册管理，构建非处方药注册审评体系

美国、日本等药品分类制度建立较早、政策法规较为完善的国家均已对处方药和非处方药实行分类注册管理，为 OTC 药品设置单独的审批通道或制定相应的注册审评标准。我国自 2000 年起虽已开始实施处方药、非处方药分类管理办法，但主要针对药品分发、销售和使用，即药品上市后的流通环节进行集中管理[①]，对于上市前的注册准入环节并未根据非处方药特点设置单独的准入门槛，而是采用与处方药相同的审批流程和技术要求体系，这使得我国成为世界上非处方药注册最为严格的国家之一[①]。严格的技术标准和漫长的审批时间与非处方药安全性和有效性已经通过广泛使用得到充分验证的事实之间存在一定程度的不匹配[②]，不利于我国医药企业进行产品创新，也无法满足消费者多样化需求。因此对药品注册进行分类管理，探求符合非处方药特点的注册审评制度极为重要。

由于目前我国药品生产企业数量庞大，如果效仿美国专论制度采取备案制放宽非处方药产品市场准入限制，将会带来较大的产品质量安全隐患，进一步加重行业监管负担。建议我国借鉴日本非处方药分类注册的管理方式经验，划分非处方药注册类别，针对不同类别制定相应的审评标准和技术要求，以改善当前我国处方药与非处方药注册审评"一视同仁"的现状，形成一个多层次的符合不同类别非处方药特点的注册审评体系。

---

[①]　中国非处方药物协会.中国非处方药行业发展蓝皮书（2015）[M]. 北京：化学工业出版社，2011：46–47.

[②]　周玉涛.OTC 管理须去处方化 [J]. 中国药店，2011（7）：24.

## 二、注重专论在非处方药注册审评体系中的作用

专论是除药品注册和转化之外国际上普遍采用的第三种非处方药上市方式，美国、日本等非处方药发展较早的国家均已建立了专论制度，英国也已发布与专论类似的药品成分表，对于已经用于 OTC 产品的活性成分可免除临床研究。非处方药专论在非处方药注册审评体系中发挥着不可或缺的作用。从 OTC 专论特点来看，OTC 专论是基于某些 OTC 药品安全性和有效性经过广泛使用得到充分验证之后形成的有关标准的系统化总结，这与世界卫生组织提出的"审核某个药品是否可以作为非处方药使用，是审核已有的资料和经验，而不是重新进行临床试验或研究"的理念相吻合，在保证药品质量、指导企业生产方面发挥重要作用。从审评资源角度看，符合专论要求的产品其安全性和有效性已得到充分证明，因此可以免除临床实验，只需提供必要的补充资料即可。这样可以在很大程度上节约审评资源，使监管机构将有限资源更多集聚到创新型药品的注册申请中，实现资源的高效利用。我国在构建非处方药注册审评体系中，可以参考建立符合国情的 OTC 专论，将其作为非处方药注册申请的一种类别。

## 三、借鉴国外经验，建立我国非处方药专论

专论对于优化非处方药管理，提升注册审评效率具有必要性。因此，我国可在借鉴美日非处方药专论实践经验的基础上，建立符合本国国情的非处方药专论。

在构建过程方面，我国可组织专家先对非处方药目录中不同类别的乙类非处方药的活性成分进行安全性再评价工作，挑选可收录于专论的候选成分。再评价过程中应秉持公正和透明的原则，广泛征求来自药品生产企业、

协会、患者的意见或数据信息，将其作为专家最终决策的重要参考。专家定期公布药物审评结果及特定专论候选成分的详细信息，供利益相关者提出反馈意见。由于药物评价工作工程量较大，可组织专家按照药品类别，将占有较大市场份额的乙类感冒药、胃肠药、皮肤用药和抗过敏药作为优先评价对象，试点公众对于药物评价和专论构建的普遍意见，检测专论在非处方药在注册审评体系中所发挥的作用，为下一阶段评价工作积累经验。

在专论内容方面，以适应证为框架，将药物评价所得到的活性成分的相关信息（名称、组合、适应证、注意事项、使用说明等）作为主要内容，这也更加符合 2020 年版《药品注册管理办法》中非处方药按活性成分审批和管理的要求。此外，专论中中成药与化学药之间存在差异，中成药复方制剂审批标准可借鉴日本的非处方药许可标准的实践经验，其内容包含化学药、传统中药方剂和生药种类，最高剂量、剂型、适应证及包装单位等。

在专论作用方面，对于完全符合专论内容的非处方药申请，可允许免除临床研究，只提交部分证明资料（例如测试方法和稳定性资料）即可上市。

## 四、从化学药入手建立 OTC 产品快速上市途径

在美、日两国的 OTC 专论体系中，药品类别均是以化学药为主。美国的 26 类专论中，其活性成分均是具有明确化学结构的化学药；日本的 17 类 OTC 许可标准中，前 15 类均是化学药活性成分，第 16 类汉方制剂与第 17 类生药制剂的许可标准主要为中药配方。而在欧盟草药专论则是专注于草药的专论，内容倾向于对一味草药的评价，多味草药配方数量较少。美日专论中将明确的活性成分归为一类，欧盟草药专论中将单一的草药归为一类，这是因为明确的活性成分或单一草药的安全性与有效性更易于确定和评估。而中药配方多以多味中药配伍使用，一方中药配方中具有多种且复杂的活性成分。

因此，中药配方的审评不能完全根据单独的活性成分为依据，而对于不

同的配方，甚至是单独的药材，也需要单独审评。国外对于多味草药配合使用的审评经验较少，并且我国处于快速上市途径设计的探索阶段。我国在设计 OTC 快速上市途径时，可以考虑从化学药入手，进行筛选、评价与活性成分标准的制定。同时，中医药是我国独具特色的传统医学，中药受众十分广泛，我国应探寻符合国情的中药快速上市方式，不可盲目效仿国外化学药活性成分评价经验。

## 五、设立单独的 OTC 审评部门

一个完整的 OTC 上市体系，应由单独的 OTC 审评部门来负责 OTC 药物在上市过程中的技术审评工作以提高技术审评的工作效率。美国 FDA 下设专门的非处方药部门负责 OTC 药品的监管，并且具有非处方药专家咨询委员辅助审评，为 OTC 监管工作提供建议；日本 PMDA 中的审评三部专门负责 OTC 药物的审评，MHLW 附属的药事与食品卫生审议会（PAFSC）作为技术咨询委员会，在药品审评工作中发挥专家咨询审议作用。

相比于国外具有独立的部门单独负责非处方药审评、监管工作，我国的非处方药监管工作由多个相关部门共同参与，CDE 尚未专门设置单独的部门来负责 OTC 药物的审评与监管。由于缺少专门的非处方药监管部门，药品监督管理部门需同时监管处方药与非处方药，而由于处方药天然的安全性要求更为严格，监管部门的监管重心更多倾向于处方药，从而造成 OTC 审评缓慢的局面。

随着 OTC 药物简化审评的政策趋势、OTC 药物需求量逐年增大的市场趋势以及人民自我药疗意识的增强，建议我国在 CDE 下设专门的非处方药部门负责 OTC 药品的审评，并设立专门的 OTC 药品监管机构；同时，考虑建立相应的专家讨论辅助决策机构，来帮助非处方药的审评与监管，从而形成独立完整的、值得进一步探索实践的非处方药管理体系。

# 缩略语

| | A | |
|---|---|---|
| ANDA | Abbreviated New Drug Application | 简略新药申请 |
| ANPR | Advanced Notice of Proposed Rulemaking | 建议制订条例的进一步通告 |
| | C | |
| CARES | Coronavirus Aid, Relief, and Economic Security | 《冠状病毒援助，救济，和经济安全法》 |
| CDE | Center for Drug Evaluation | 药品审评中心 |
| CDER | Center for Evaluation and Research | 药品评估与研究中心 |
| CDR | Center for Drug Reevaluation | 药品评价中心 |
| CFR | Code of Federal Regulations | 美国联邦法规 |
| cGMP | Current Good Manufacture Practices | 动态药品生产管理规范 |
| CMO | Contract Manufacturing Organization | 合同加工外包 |
| CP | Centralized Procedure | 集中式程序 |
| CTD | Common Technical Document | 通用技术文件 |
| | D | |
| DCP | Decentralized Procedure | 分散式程序 |
| DHHS | United States Department of Health and Human Services | 美国卫生与公众服务部 |
| DNPD I | The Division of Nonprescription Drugs I | 非处方药部门 I |
| DNPD II | The Division of Nonprescription Drugs II | 非处方药部门 II |
| DUNS | Data Universal Numbering System | 邓白氏编码 |
| | E | |
| EDQM | European Directorate for the Quality of Medicines & HealthCare | 欧洲药品质量管理局 |
| EMA | European Medicines Agency | 欧洲药品管理局 |
| EMEA | European Agency for the Evaluation of Medical Products | 欧洲药品评价局 |
| EUM | European Union Herbal Monograph | 欧盟草药专论 |

| F | | |
|---|---|---|
| FDA | Food and Drug Administration | 美国食品药品监督管理局 |
| FDCA | Federal Food，Drug and Cosmetic Act | 《联邦食品、药品和化妆品法》 |
| FM | Final Monograph | 最终专论 |
| FPLA | Fair Packaging and Labeling Act | 《正确包装和标签法》 |
| FR | Federal Register | 联邦公告 |
| G | | |
| GMP | Good Manufacturing Practice | 良好生产规范 |
| GLP | Good Laboratory Practice | 药物非临床研究质量管理规范 |
| GRASE | Generally Recognized as Safe and Effective | 公认安全有效 |
| H | | |
| HMPC | Herbal Medicinal Products Committee | 草药药品委员会 |
| I | | |
| IND | Investigational New Drug | 临床研究申请 |
| M | | |
| MDF | Monograph Drug Facility | 专论药场地 |
| MHLW | Ministry of Health Labor and Welfare | 日本厚生劳动省 |
| MRP | Mutual Recognition Procedure | 互认可程序 |
| N | | |
| NDA | New Drug Application | 新药申请 |
| NDAC | The Nonprescription Drugs Advisory Committee | 非处方药专家咨询委员会 |
| NDC | National Drug Code | 国家药品验证号 |
| NMPA | National Medical Products Administration | 国家药品监督管理局 |
| NP | National Procedure | 成员国程序 |
| O | | |
| OMOR | OTC Monograph Order Request | OTC 专论命令申请 |
| OMUFA | Over-the-Counter Monograph Drug User Fee Program | 《非处方药专论使用者付费法案》 |
| OND | Office of New Drugs | 新药办公室 |
| ONPD | The Office of Non-Prescription Drugs | 非处方药办公室 |
| OTC | Over the Counter | 非处方药 |

| OUDLC | The Office of Unapproved Drugs and Labeling Compliance | 未经批准的药品标签合规办公室 |
|---|---|---|
| **P** | | |
| PAFSC | Pharmaceutical Affairs and Food Sanitation Council | 药事·食品卫生审议会 |
| PMDA | Pharmaceuticals and Medical Devices Agency | 医药品医疗器械综合机构 |
| PSEHB | Pharmaceutical Safety and Environmental Health Bureau | 医药生活卫生局 |
| **S** | | |
| SPL | Structured Product Labeling | 结构性产品标签 |
| **T** | | |
| TEA | Time and Extent Applications | 历时及应用范围申请程序 |
| TFM | Tentative Final Monograph | 暂定最终专论 |
| **X** | | |
| XML | Extensible Markup Language | 可扩展标示语言文件 |